# 認識失智症的6大關鍵字

唐福隆
唐善惠 ——譯

杉山 弘道
Hiromichi Sugiyama
日本認知症學會

# 譯者序

翻譯此書並非偶然，也許冥冥之中就注定要翻譯這本書，因為早在多年前即有多位日本及台灣的朋友家屬罹患此症，每一位家屬在照護過程中，幾乎都是：「一把心酸淚，誰解其中味？」眼看著他們身心飽受煎熬，雖對他們的際遇倍感同情，卻也愛莫能助。

直到張達聰先生（日本國立新潟大學內科醫學博士）引薦翻譯此書，經詳細閱讀之後，與此書竟有相見恨晚之嘆。因為隨著現代社會的高齡化，不只台灣、日本失智症人口增加速度逐年加快，失智症已成為世界性的社會問題，而這本書除了對該症做一番詳細說明外，另依症狀剖析患者心理，並對各個異常行為分別提出貼切的應對方法，如果能早日介紹此書給需要的人們，即可幫助他們免於因不了解失智症而衍生的誤解，也不至於讓病人的異常行為折騰得焦頭爛額或束手無策，而能給病人適切的照護，病人也能過個比較安詳的晚年。

故不揣才疏學淺，奮力翻譯此書，但願能給困擾的朋友們作參考，也希望能對台灣的社會有所助益，則可了卻一椿僑居日本多年，一直想為台灣貢獻一點心力的願望。

唐福隆
唐善惠

# 作者序

我們的壽命急速延長，因而給個人或社會衍生了許多新的問題。

在平均壽命四五十歲的年代很少有的惡性腫瘤等疾病，由於壽命延長而增多，尤其失智症，更可說是長壽的副產物。因此，可以預料今後失智症患者會越來越多，而且因為壽命延長將使患病期間增長，也就是說很多人須挨過很長的病中生活。

那麼患者在長期的失智狀況中該如何自處？而患病老人所需要的照護，無論在人力上、經濟上都是龐大的負擔，那麼社會全體又該如何去分擔，這已是迫在眉睫的問題了。

人和心智（也就是腦力）一起隨著年齡的增加而步入老化之途。很多時候，在外觀上看起來身體比精神老化得快，那只是身體的變化較顯眼而已，實際上身心的老化幾乎是同時進行的。但是，每一個個體的心臟或腎臟等各內臟老化的程度不一樣，因此，腦的老化速度因人而異就更是理所當然的了。失智症在六十歲以下的人幾乎都不會發生，六十歲以後才漸漸出現，七十歲有百分之十，過了八十五歲就高達百分之五十，因此，也可以說失智症與其他內臟的老化是同時進行的。

我認為失智症是老化現象的延續，所以早期患失智症的老人應該是他們腦的老化現象領先其他的器官和內臟，也可以說他們是屬於腦的老化特別急速的人們。

對於罹患失智症的老人，照護者將如何應對？尤其他們有異常行為時，如果不能理解他們為什麼會這樣，那將不知所措，只好胡亂應對了。因此，如能理解失智症老人引起異常行為的原因，照護者在應對時心理上也一定比較輕鬆。因而擔任失智症老人的照護時，必須先從了解他的實際狀況開始。但是對年輕的照護者來說，即使對一般老人的行為、思考都難以理解，更何況是失智症！也許自己不患此症，就不能了解它的真實情況，這和自己沒孩子就不能了解父母心一樣，不上年紀的話就不能理解老人。這時，但願使用關鍵字的拙作，能協助大家嘗試著去理解失智症老人引起異常行為的原因。

另外，本書所要說明的失智症只限定在老化現象所引起的失智症，至於與此有許多共同症狀的腦出血、腦血管栓塞等腦血管障礙所引起的失智症，則不在本書討論範圍之內。

杉山弘道

# Contents

Contents

Contents

# Contents

# 第I章
# 理解失智症的關鍵字

對於失智症老人某些難以理解的言行，只要使用幾個特定的關鍵字（它或許未必合乎常情），並稍加解釋就能容易理解，這六個關鍵字是「記憶」、「思考」、「感情」、「自我」、「日夜節律」、「對環境的適應」。但失智症都有記憶障礙，「記憶」以外的關鍵字，像「思考」受記憶機能的影響很大，或者像「日夜節律」模糊了因記憶障礙所引起的症狀，不管哪一個，失智症的關鍵字其根本都在「記憶」。

原則上，與成長一起被培養或獲得的資質和機能都隨年齡的增長而逐漸衰退、消失。當它衰退到幼兒期的現象（返老還童）叫「退化現象」，隨這種現象引起的乳幼兒舉止叫「類退化行為」。

嚴格說來，過了成長的顛峰期以後，就開始退化，這裡做為關鍵字所設定的六個機能，從記憶機能起，全部都將隨年齡增長而衰退，亦即顯示退化現象，而失智症則使退化現象更加速進行。

關於每個關鍵字的退化現象的概略在第Ⅲ章中「三、失智症老人的應對法有某些部分與乳幼兒應對法相同」有說明。

又，因為我以「失智症是加齡現象的一環」為前提，故教科書上所述的良性健忘和惡性健忘、健忘老人和失智症老人，我認為只是因病期長短而有不同程度的病態而已，在本質上並沒什麼不同。也就是說，健忘老人繼續惡化下去就是失智症老人了。

譬如一般認為良性健忘是對自己的健忘有自覺，但惡性健忘就缺乏這個自覺。但是，就像美國的某前總統，對自己由於健忘而發生混亂和困惑有自覺，而自己發表那是阿茲海默氏型癡呆引起的症狀。又像失智症初期的老人常常自嘆：「我全都忘了。」「我癡呆得全搞不懂了。」失智症初期的許多老人對自己的健忘有自覺，而這個自覺會使老人煩惱或意志消沉，更使他們感覺和周圍格格不入。

如此，因健忘有自覺則理解成良性健忘，很明顯是錯誤的，健忘有進行速度的不同，但本質上沒有良性或惡性的不同。

關於良性健忘或惡性健忘容後再做檢討。

失智症的症狀一般分為兩大類：一種是隨著腦的器質性變化，以記憶障礙為主要特徵的「中心症狀」；另一種是由於老人的性格、所處環境、與失智症常同時併發的身體障礙而出現的「周邊症狀」。

中心症狀有記憶、思考、判斷或感情障礙等，除感情障礙以外，這些障礙的主要成因都是記憶障礙所造成的。

老人所處的環境不管是內在或外在都因人而異。因此，失智症的本質雖是腦的器質性疾患，但由於個人的內部環境（體內環境）、外部環境（周圍環境）的影響而有各式各樣的周邊症狀出現。

具代表性的周邊症狀是東西被偷的妄想、夜間多發的譫妄、暴力、徘徊或黃昏症候群等，這些症狀將分別在第Ⅳ章〈失智症老人的異常行為的個例和應對〉裡有說明。

對於「記憶」、「思考」、「感情」、「自我」、「日夜節律」、「對環境的適應」等六項關鍵字，容我先做個解釋，也許略有愛講道理之嫌，但我將盡可能簡單扼要。

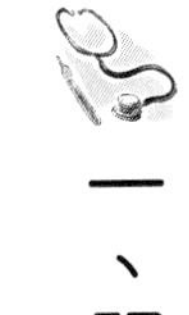

# 一、記憶

記憶是由記住（銘記）、將記得的事留在腦裡（保持）、想起（回憶）三個機能組成，在記憶作業開始時，隨著對象的不同而機能的作用也強弱不等。

譬如我們常有忘記車子的鑰匙放在哪裡而到處找的經驗，像這樣不特意留在記憶裡的日常的無心行為，記憶機能要開始的記住行為幾乎都沒有啟動，即記憶機能幾乎都不起作用。因此隨手擺的車鑰匙也就很難想起擺在哪裡。在各種場合，獎勵「用手指確認」的這種行為，在強化記憶機能的作用上有很大的意義。

失智症由健忘開始，到最後連吃和呼吸都忘記，直到生命告終，它的基本症狀就是記憶障礙。記憶障礙雖是支配病期的最大要素，但由於年齡增長也會引起惡化，所以探討什麼時候得失智症也沒什麼意義。失智症和老人健忘症之間並沒有明顯的界線，和年齡相稱的老人健忘症往往在不知不覺中逐漸轉移成失智症。

失智症或許一般將它理解成認知障礙，但認知障礙的起源在記憶障礙。

譬如說，假如路旁有「石刻地藏菩薩」，看到它的人，在自己能想起來（能回憶）的記憶裡有它的話，看到的菩薩與記憶中的菩薩相對照，就能認識「這是石刻地藏菩薩」。在記憶裡沒有的東西，從自己的記憶裡回想與這個物體類似的東西，去類推那是什麼東西。因而也許幼童看到「石刻地藏菩薩」時，從自己的記憶裡的「洋娃娃」去類推而認識為「洋娃娃」也說不定。

由於失智症而喪失「石刻地藏菩薩」記憶的老人，即使看到這個物體，也不能將它認識為「石刻地藏菩薩」；想類推時需要的記憶也喪失的話，就無法認識也無法類推那個東西。可見，認知障礙的根本原因，其實就是記憶障礙。

另外，我們通常將忘記現象（健忘），表達為「記憶消失」，我認為這種表達法也值得商榷。因為大部分所謂的「忘記」其實不是「記憶消失」，只是「不能取出記憶」而已，卻表達為「回憶有障礙」。

失智症的基本原因在記憶，因此以「記憶後的時間」和「記憶的內容」，來做幾個分類，而且因種類不同而有「容易消失」和「不容易消失」的差異，這種差異和失智症老人的言行有很大的關係。

## （一）依時間分類

從開始記憶起，隨著時間的變化，分為進行式的記憶、瞬間記憶、短期記憶、長期記憶四種。

### 1 進行式的記憶

要完成一種行為，必須先有程序的規劃，再按其次序一邊確認行為的結果一邊進行作業，這個作業是先設想好未來該做的事，才去進行，所以也被稱為展望記憶。

譬如烤魚，必須先設想魚烤好的狀態，再一邊烤，一邊按烤的狀況表裡翻魚才行。

當然，也有一邊烤魚一邊打掃，同時進行多件事情的情況。進行式的記憶和展望記憶一樣，是同時進行兩件以上的事情的情況所設想的記憶。

進行式的記憶專心在一種事情的狀況下是不容易消失的，但如果與其他的事情並行作業的話，有時因為是無意中的作為而容易消失，這是早期健忘症常會發生的記憶障礙。

一邊烤東西一邊打掃，忘了在烤東西而烤焦，就是進行式記憶有問題。

**2瞬間記憶**

是從開始記憶幾秒至幾分鐘的記憶。這個記憶一旦受到嚴重的障礙，日常生活就失去連續性，嚴重的話，變成只活在「現在」的每個瞬間，即使在自己的家裡也無法自立生活，需要照護。不過，這個記憶在失智症還沒進行到某種程度時是不會有嚴重障礙的。

**3短期記憶**

是從開始記憶數小時至數個月的記憶。在日常生活上，數小時至數日間的記憶發生問題，是失智症在比較早期發生障礙的記憶。這個記憶一發生障礙，就會一天當中屢次「問同樣的問題」、「反覆說同樣的話」、「忘記早上上班時太太交代要買的東西」，或「忘記幾天前的約定」等的現象發生。

**4長期記憶**

以年為單位的記憶。這個記憶又分為十年以內的近時記憶和追溯到十年以上的遠隔記憶。

**（1）近時記憶**

到十年為止，比較短的以年為單位的記憶。這個記憶一發生障礙，會出現忘記數年前旅行時發生的事情或投宿的旅館等現象，這個記憶比較早發生障礙，常在健忘症早期就發生。

**（2）遠隔記憶**

追遡過去十年以上的記憶。對老人來說，年輕時由學習得來的知識或體驗過的事情的記憶，除了下面要說明的語意記憶外，是不容易發生障礙的。老人在談過去的自己時，生氣勃勃的樣子，通常連瑣碎小事都能正確地再現，就是這個記憶鮮明的留著的關係。

## （二）依記憶的內容分類

長期記憶中的遠隔記憶由內容又分為陳述記憶和非陳述記憶（程序記憶），陳述記憶再分為語意記憶和情節記憶兩種。這些記憶消失的容易度，各有很大的不同。

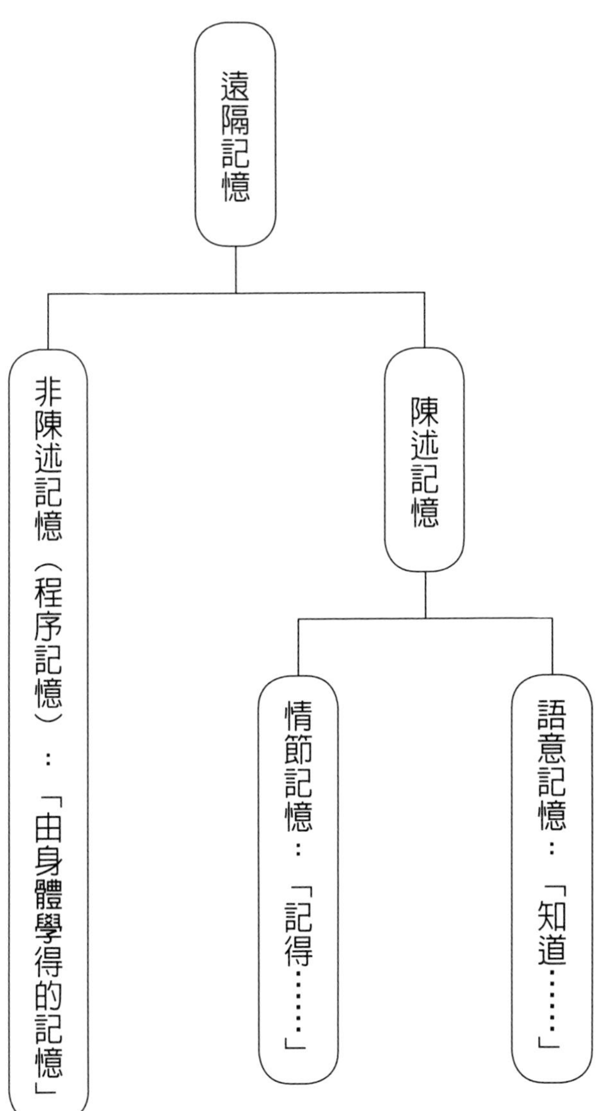
遠隔記憶
非陳述記憶（程序記憶）：「由身體學得的記憶」
陳述記憶
情節記憶：「記得……」
語意記憶：「知道……」

## 1 陳述記憶

「知道……」或者「記得……」是能用言語表現的記憶，這個記憶再分為語意記憶和情節記憶兩種。

### （1）語意記憶

是用「知道……」表現的記憶，在學校學得的知識或讀書、聽演講得來的知識，像大家都經驗過的，即使不得失智症，只要上了年紀就消失了。

### （2）情節記憶

是用「記得……」表現的記憶，就像新婚時代的回憶，或入學考試失敗時的回憶一樣，過去發生的快樂的或悲傷的事情等由經驗而獲得的記憶，這種記憶就次於非陳述記憶（程序記憶）或瞬時記憶是比較難消失的。

## 2 非陳述記憶

通常叫程序記憶。由工作或日常生活裡，學得的技術或習慣等，難以用語言表達的記憶。這種記憶就像訓練有素的技術一樣，最不容易從記憶裡消失。譬如說只要學會騎腳踏車，即使幾年沒騎也不會忘記一樣，也屬於程序記憶的一種。

以上是記憶的種類。將這些記憶從容易消失的順序排列的話，雖各有不同，大致是下列的順序：

「進行式的記憶」↓「語意記憶」↓「近時記憶」↓「短期記憶」↓「情節記憶」↓「瞬間記憶」↓「程序記憶」。

瞬間記憶有障礙的話，記憶裡沒有連續性，日常生活就不可能自食其力。但是因其他的記憶有障礙而大大影響日常生活的，卻是進行式的記憶和短期記憶，到最後還殘存的程序記憶姑且不談。

進行式的記憶消失的話，譬如正在煮菜會把鍋子燒焦等，沒做完的工作，做到中途給忘了；短期記憶有障礙的話，忘記受託的事或約定的事，日常行為就不能順利進行。

前面也說過，一般都將健忘分為良性和惡性。

教科書上由健忘的性格、學習能力、有無判斷障礙、健忘的自覺、有無日常生活障礙、進行速度的差異等而區分為良性健忘和惡性健忘。

但是，我認為健忘並沒有良性和惡性之區別，教科書上所提的差異也僅止於不同病期的健忘狀態之比較而已，理由如下：

## 教科書上良性和惡性健忘之差異

| | 良性健忘 | 惡性健忘 |
|---|---|---|
| 健忘的性格 | 幾乎都是重現障礙 | 連程序記憶都消失 |
| 學習能力 | 保持學習能力 | 失去學習能力 |
| 判斷障礙 | 無判斷障礙 | 有判斷障礙 |
| 健忘的自覺 | 有自覺 | 缺乏自覺 |
| 日常生活 | 沒問題 | 發生困難 |
| 進行速度 | 非常慢 | 進行速度快 |

**（1）健忘的性格**

良性健忘只是想不起來人名、地名的程度，惡性健忘則會連情節記憶和程序記憶都消失。但是，這差異應該是觀察階段上因病期不同而發生的差異，即使是惡性健忘也不是剛開始就連程序記憶都消失的，開始時應該也只是想不起來人名和地名而已。

**（2）學習能力**

在良性健忘裡，因銘記力障礙小，故還保持學習能力。但是，在病情惡化時，瞬間記憶和短期記憶發生障礙的話，當然學習能力也會有障礙。

### （3）判斷障礙

判斷障礙是「誰」、「在哪兒」、「什麼時候」、「什麼東西」等都搞不清楚，總之，人、地點、時間、東西都變得不能正確認識的狀態。先前已舉了「地藏菩薩」的例子做過說明。不論良性或惡性健忘，一旦忘了是什麼人、什麼東西的話，對人和東西的判斷就會有障礙，就像因瞬間記憶消失而沒有了時間觀念，自然對時間的判斷也就有了障礙，這是理所當然的。

### （4）健忘的自覺

這個先前也舉了美國前總統的例子做了說明。失智症初期對自己的健忘有自覺的例子很多，因而成為不安、不知所措、困擾的原因者不少。

### （5）日常生活

在良性健忘裡本人有健忘的自覺，因自己能有彌補健忘的對策，故在日常生活中不會引起障礙，但是，健忘再進一步惡化的話，即使對健忘有自覺，要自己修正行為就有困難。也就是說日常生活中是否會發生問題，只在於病期的差異而已。

## （6）進行速度

關於進行速度的差異，例如白內障，到九十歲為止幾乎全部都會患此病，進行速度因人而異，有終其一生都沒有自覺的人，也有才六十歲左右即需要手術的人。同樣地，失智症的進行速度也因人而異，到八十五歲約有半數的人患失智症，假如能活到一百四十歲的話，進行程度或有不同，但到最後，幾乎所有的人都會患此病。像這樣隨年齡增長，幾乎所有的人都有變化，包括失智症和白內障，將它理解為老化現象比較自然。

老化現象的進行速度因人而異，每種內臟器官的退化速度也不同，這都是理所當然的。

如上所述，健忘並非在性質上有良性與惡性之不同，只是進行速度和忘卻記憶的種類各有不同而已，教科書上所謂的「良性健忘」其實是健忘老人之初期健忘狀態，而「惡性健忘」則是健忘中期、混亂期、癡呆期的狀態。

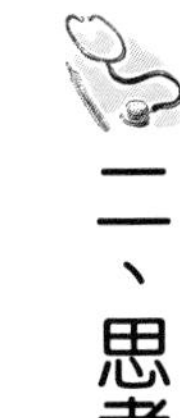

## 二、思考

思考是從把握現狀開始，以記憶做材料來進行，最後到達判斷，然後以判斷來行使言行。這一連串的作業能一致的話，就能表現出相稱的言行。

為容易理解失智症老人的異常行為，我將思考分為「正常思考」、「恐慌思考」，和「欠缺內容的思考」三種。

### （一）正常思考

正常思考的前提是正確把握現狀。有判斷障礙而不能把握現狀的話就不能啟動思考，由錯誤的判斷所啟動的思考，即使中途引進豐富的思考內容（以儲存的記憶為主），最後所做出的判斷當然也就缺乏正當性了。

思考是使用語言來進行的，在思考進行中，由經驗和學習所累積的記憶做材料，不過思考者的資質也大有關係。因健忘而包含語言在內的思考材料不足，或因失智症而資質有缺陷，在思考上就會產生不協調，而不能達到正確的判斷。

又，即使在正常思考的範圍內，因年齡增長會讓思考速度變緩，可利用的記憶和語言的種類也減少，在思考時失去迅速性，同時思考幅度也變狹窄，而且，變成以自我為中心，這些都是老人言行的特徵。

## （二）恐慌思考

很多人有因走投無路而陷入恐慌的經驗，至於「恐慌思考」則是因思考不能正常進行而產生。在恐慌思考裡又區分為兩種，有些是因「迴路異常形成的團團轉」而陷入恐慌；也有些是因「思考進行中斷」而陷入恐慌。

### 1 迴路異常型恐慌思考

思考進行途中，形成團團轉的迴路異常，只在原點反覆思考，而不朝判斷的方向前進，思考不向前進，當然就達不了判斷。這樣的思考處於「因摸不著頭緒，而不可能在言行上有所表現」的狀態。失智症老人因而常陷入「不曉得該怎麼做」、「糟了，怎麼辦？」的恐慌中。

這是因健忘而思考內容不足的失智症老人，特別是在混亂期時常發生的思考形態；但即使普通人若在陌生的鎮上迷路時，也往往會陷入這樣的恐慌思考中，不曉得該怎麼應對。

一旦開車發生車禍時，腦子只在「糟了，事情鬧大了，怎麼辦？」的思惟裡打轉，什麼也不做，就只會發呆而已。思考正常進行的話，就會做如下的判斷：「有受傷的人就要叫救護車」，或「連絡警察來處理」。

## 2 中斷型恐慌思考

中斷型恐慌思考是在被要求緊急判斷的場合，沒有思考進行中所需要的記憶，或者因無法取出記憶，思考不能進行而中斷，情緒無所逃避而陷於恐慌。

比如考試時被要求在限定時間內做判斷，但卻無法取出做為思考內容的記憶而頭昏腦漲，迫使思考停止。這就是中斷型恐慌思考。

我在寫這樣的書時，也常常因無法取出思考進行中所需的記憶內容而停止思考，只不過幸運的是，我因為有充裕的時間而不至於陷入恐慌。但如果被迫切地要求馬上做判斷的話，應該也會陷入中斷型恐慌。

思考中斷時，若一直停在中斷的狀態不動的話，就不能達到判斷，故情況和迴路異常型恐慌一樣，變成「不可能在言行上有所表現」。但是，失智症的話，很多思考中斷的場合，因省略思考徑路，形成對判斷的短路，結果就有「越出常軌或支離破碎的言行」。

在失智症老人的攻擊性妄想（被偷妄想）裡，這種恐慌思考轉化成妄想的狀況也包括在內。

## （三）欠缺內容的思考

欠缺內容的思考是思考過程中應導入的思考內容不夠或欠缺，容易使思考幅度變狹窄、偏頗，而且做出很多錯誤判斷的思考，從它的成立過程可分「緊急型」、「情緒優先型」以及失智症老人常有的「記憶障礙型」三種。

## 1緊急型欠缺內容的思考

為縮短思考時間，有企圖減少思考內容，使思考幅度狹窄的思考。這是思考時間被限制，時間上不充裕，不能慢慢思考時，誰都會有的經驗。

這類型的思考，因引進的思考內容少，所以形成偏頗、錯誤的判斷之機率很高，但是即使內容少，若引進的是精選過的思考內容的話，當然被引導出來的判斷也就正確妥當。

譬如說救助活動等「沒有時間猶豫的緊急思考」或「進入讀秒計時的圍棋、象棋的思考」都是這類型的思考，這些場合因被訓練，引進必要、不可欠缺的思考內容，所以幾乎都不會有錯誤的判斷。

## 2情緒優先型欠缺內容的思考

一般來說，思考多少都會移入感情，情緒優先型欠缺內容的思考是因理性被抑制了，所以感情和欲望優先，因而無意中導入的思考內容欠缺，從而被引導出來的判斷，很多都缺乏正當性。

理性的功能變弱，難以抑制感情和欲望的失智老人，程度上雖各有不同，但大致上這類型的思考會變多。

即使普通人，有極大的喜悅或悲傷時，往往會有依常識不能想像的言行，這是感情優先，變成這類型的欠缺內容思考所致。

雖然與失智症無關，不過最近的殺人事件，好像很多都是起因於這類型思考的犯罪。如果思考能將犯罪後的自己，以及給對方的影響等內容都導入再進行的話，應該就不會將犯罪的行為具體化。譬如對方很討厭，或者想要對方的錢，光是這個願望越來越大，不導入其他的思考內容，讓思考徑路短路，那麼就殺了吧！簡單地就到達這個判斷並付諸實行，這樣的犯罪很多，你以為呢？

## 3 記憶障礙型欠缺內容的思考

是思考正確進行時，所必要的記憶無法取出而思考內容欠缺的思考，因容易變成幅度狹小、偏頗的思考，結果是很多在判斷上都缺乏正當性。

乳幼兒本來就記憶量少，只能有這一類型的思考，但是和乳幼兒相同，由於健忘而能回憶的記憶量少的失智症老人，也是無法取出在思考上所必要的記憶，結果因思考內容不足，也是這類型的思考多。

這類型的思考，正常範圍內的老人也不是沒那個傾向，但在失智症健忘期出現很多是其特徵，也是異常言行的部分原因。

譬如說失智症老人穿不適合喜事或喪事的服裝出席等等，是因為要去什麼場合的主題，無法導入思考內容所引起的現象。

不論是哪一型的欠缺內容的思考，不導入充分內容就進行思考，做出的判斷往往不能射中目標也是當然的。

## 三、感情

「高興」、「悲傷」、「愉快」、「寂寞」、「喜歡」、「討厭」等的感受自然湧出的是感情。

感情的感受方法和表現即使改變，由於年齡增長的感性下降也不會很大。因此在失智症老人中，知的領域和感情領域的障礙程度乖離，比較起來知的領域障礙大、感情領域的障礙小是很普通的。但是即使感情領域的障礙小，外在顯出的方向也不一定正確，因此外人常常不能了解失智症老人為什麼在生氣？為什麼在傷心？

老，伴隨著喪失。失掉工作，與近鄰的互動漸少，有時也許由於親戚朋友或配偶的往生而喪失。對自己的體力和智力的衰弱有自覺，隨著許多親友的喪失而有寂寥、不安的感覺。特別是患失智症，即使僅止於健忘初期，有很多對自己的健忘有自覺，由於周遭和自己的不調和而感覺不如意，隨著我他彼此的感覺不同，更加深不安的感覺。而這不安和寂寥感又是大大影響失智症老人言行的原因。

兒童能坦率又直接地表達感情，這是因理性機能弱的現象。老人由於退化現象也會展現同樣的傾向，而失智症老人這個現象更強。

理性是由資質、記憶、思考、經驗等結集而成，它的主要機能是控制和抑制本質上以自我為中心，具備任性要素的感情。

隨年齡增長，理性和機能減弱，老人，特別是失智症老人控制情緒的機能弱，容易情緒失控，心情不好，焦躁表面化。

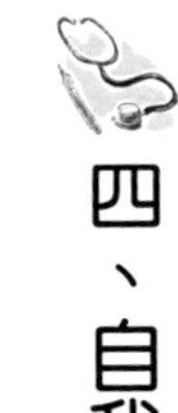

## 四、自我

自我，簡單地說就是「心」，由自我調節機能、內在的認識機能、外在的認識機能三個領域所成。

### （一）自我調節機能

在自我調節機能裡，除了下面即將敘述的，內在的認識機能和外在的認識機能以外，包含統合自己時所需要的全部機能在內。

那些機能可以讓思考、言行保持平衡，也可以讓自我的行動、環境趨於調和，還可以有效率地分配、運用自己持有的能源（我將它稱為「分配能源機能」），更可以修正壓力的失衡（我將它稱為「保持平衡機能」）。

自我調節機能所持有的許多要項裡，與失智症老人的異常行為有很深切關連的是保持平衡機能，但徘徊行為則與分配能源機能也有若干關連。

## 1自我的分配能源機能

自我往往會充分使用自身擁有的能力、能源，想均衡地提高自己。但是因為個人擁有的能源、能力有限，只將它注入單方向的話，要注入其他領域的能源、能力就不足，就會形成偏頗的人格。所以，一般人通常都會將自己所擁有的有限能源做適度的分配，以保持平衡的人格。這樣的現象是自我的分配能源機能的作用所形成的。

舉例來說，每個人活著的時候都擁有很多的身份角色：有與近鄰交往的身份角色，上班族的話有在公司的身份角色，回到家裡有為人父、為人母或者為人子的身份角色，誇大點說的話有做為地球人的身份角色。自我於是有對那些身份角色所需要的能源加以適度分配的機能。一旦分配過分偏頗，就會被評價為有偏見的人物。

每個人的行為，都因為自我的分配能源機能，有無集中力而產生個別差異。譬如說「老頑固」的現象是能源分配到某個領域比較多的關係吧！老人在徘徊之際持續步行也看不出疲勞，就是因為所有的能源都集中在徘徊行為上了。

另外，年齡增長使每個人所擁有的能源減少，不過因身份角色減少，老人所需要的能源也變少，故平均分配得好的話也不會發生大問題。

## 2 自我的保持平衡機能

自我調節機能可以形成有統一性的自己，又可以讓自己擁有適應環境的能力，甚至，身處在超越自身的適應能力範圍的環境下，還可以有保住情緒平衡的作用。

例如：因工作壓力加大，導致情緒即將失衡時，一般人會用喝酒、玩小鋼彈珠（pachinko）來發洩壓力以保住平衡。而失智症老人覺得環繞在自身的環境不舒服，自己又無法處理那個不舒服的感覺，而情緒失衡時，則會用回憶、幻想、暴力行為、煩擾他人等異常行為做發洩，以謀求修復平衡，這些都是自我的保持平衡機能起作用的現象。

周圍的狀況或環境越出自我調節機能的能力範圍，使用上述的發洩方法也無法修復情緒失衡的話，就以身、心發病的現象表現出來，好比因工作的壓力導致抑鬱狀態，或遇山難時因心理壓力，僅幾天就患了胃潰瘍一樣。

一般人喝酒和玩小鋼彈珠都是意識性的代替發洩行為，失智症老人則是無意識性的代替發洩行為，這正是發現失智症老人異常行為的起源。在面對失智症老人時，需要經常想到這點。

## （二）內在的認識機能

自己區別並認識「有意識的世界」和「無意識世界」的機能，叫做內在的認識機能。通常，醒著的狀態是在有意識的世界裡，這個世界存在著思考、想像、幻想、回憶等。

無意識的代表是睡眠狀態，做夢是睡眠中的事情，屬於無意識的世界。

我為了要在概念上容易理解妄想和譫妄，在內在的認識機能裡，設定了一個「隔開有意識的世界和無意識世界的牆壁」；然後由於牆壁被破壞，有意識和無意識混淆在一起產生新世界，即設定了「混合的世界」。我以這樣的設定為基礎，認為妄想是幻想、回憶從有意識這邊破牆移向無意識那邊，進入「混合的世界」而發生；譫妄則是夢中由無意識這邊破牆移向有意識那邊，進入「混合的世界」而發生。因此妄想和譫妄都存在於「混合的世界」，它們擁有類似的特性。

就像睡眠有淺睡、熟睡之分一樣，妄想與譫妄也有深淺之別。但是我想左右深淺的根據是在「混合的世界」裡混淆在一起的有意識和無意識的比率。

原則上，隨成長培育出來的能力和機能，也隨年齡老化而衰退，內在的認識機能就是其中之一。

例如說，剛出生的嬰兒，因為隔開有意識的世界和無意識的世界的內在認識機能的牆壁還沒完成，故睡和醒的意識差異小，到底是睡著還是醒著的區別並不清楚，但隨著成長這區別就很明確。

上了年記，這道牆就變得脆弱，譬如老人，特別是失智症的老人，很容易從做夢變成譫妄，由回憶轉化成妄想，到失智症末期，醒著時也精神恍惚，和剛出生的嬰兒一樣，到底是在睡覺還是醒著變成不清楚。

因為失智症老人的異常行為有不少是起因於妄想和譫妄，所以我將妄想和譫妄的結構做個簡單的介紹。

## 1 妄想

妄想是幻想和回憶突破內在認識機能的牆壁，從有意識這邊移向無意識那邊，進入「混合的世界」而成立的現象。因而想像和思考要化為妄想，就非暫時先轉化成幻想不可。

想像和思考從把握現狀開始，如果內在的認識機能正常活動，就不會越出有意識這邊，並且順利到達結論或判斷。

想像和思考化作妄想的道理都一樣，因此只舉想像的例子做說明。

想像要化作幻想，即使沒有積極描繪幻想的意願，但在進行途中，現實裡不可能有或不可能發生，而且是超越本人容許量的大的願望或期待、恐怖、不安進入想像。這樣的情況，就是想像內容背離現實，想起現實上不可能發生的狀況，而且想像持續進行的狀態。「現實裡不可能有或腦海裡浮現不可能發生的狀況」，這就是幻想，故想像背離現實時就是轉化成幻想了。

像這樣在想像的進行過程中，不挾本人的積極意識，曾幾何時變成幻想的現象，我將它叫做「想像轉化成幻想」，被轉化的幻想叫做「被消極描寫的幻想」。

想像要化作妄想，轉化成幻想的想像（被消極描寫的幻想存在於有意識這邊）突破內在認識機能的牆壁移向無意識這邊，進入「混合的世界」，但是老人，尤其是失智症老人，這個牆壁變脆弱了，故容易突破，幻想簡單地從有意識這邊移向無意識那邊，進入「混合的世界」而成妄想。

舉第Ⅳ章「嫉妒妄想」裡「被遺棄妄想」的老先生的例子來說明。

老先生認為：「精力衰退，家庭的任務也沒有了，在家裡好像沒有了存在的價值。」（因為這也不是不可能的事情，只是單純地這麼思考）在這樣的思考裡，自己是個累贅，恐會被配偶遺棄，於是很大的不安襲來：「還是有可能會被遺棄，怎麼辦？」如此現實上不可能發生的事情浮上腦海（在此轉化成幻想）。轉化成幻想是突破內在認識機能的牆壁，移向無意識那邊，進入「混合的世界」之後，轉換成確信「沒錯，我一定是被遺棄了」的妄想。

積極描寫的幻想是打從開始就在腦海裡描寫現實裡不可能有或者不可能發生的事情，故比想像和思考更直接地轉化成妄想。實際上，內在的認識機能衰弱的老人，幻想和妄想只隔一層紙，這就是失智症老人引起問題行為的部分原因。

回想過去而懷念的回憶，積極描寫這方面和幻想相同，但和幻想不同的是，所發生的事情都是過去現實裡有的，從而能認清所回憶的內容都是過去曾發生的事情，因為就在有意識這邊，故不會成問題。但是回憶如果突破內在認識機能的牆壁移向無意識那邊，進入「混合的世界」就變成妄想，過去發生的事情瞬時移動到現在。因而回憶也和想像或思考不一樣，直接轉化成妄想。在一部分的徘徊行為裡可想像得出是回憶化作妄想而發生的。

還有，幻想有轉化並出現在白日夢的狀態，要將它置於怎麼樣的位置是很微妙的。

我認為白日夢是幻想存在有意識這邊，雖有若干移向無意識那邊，但沒有像妄想突破內在認識機能的牆壁，只是停留在有意識這邊。這種場合，因牆壁沒破，混合的世界也就不會出現。

要辨別是妄想狀態還是白日夢狀態，別人很難觀察，本人也許也一樣。但是大致上本人是否有動作，是否一召喚就簡單地回到現實與否就能區別。白日夢的場合是幾乎都沒有動作，妄想的場合時常都會略帶動作。白日夢的場合和妄想不同，由他人的呼喚即能簡單地回到現實。

觀察失智症老人的言行，就像做白日夢與妄想難於區別一樣，「說謊」和妄想也一樣難於區別。

失智症初期的「東西被偷妄想」是限定妄想對象而攻擊的事例較多，也有不少例子是為了掩飾自己忘了的事情，或為了攻擊特定對象而說謊，實際上失智症初期，因為連家族都沒發覺老人患失智症，故容易認為是說謊，而不是妄想。

確實，像東西被偷妄想的事例，很難分辨是妄想還是說謊，故做判斷時只能根據「本人說謊時是否有自覺」。但是，問錢包被偷而吵嚷的老人時，他也不肯說「事實上是說謊」，故結果無法辨別是說謊或妄想而不了了之。

又，例如：失智症老人在電話中受託帶口信時，沒有實行受託的事，卻說「沒有電話這回事」，連接到電話這回事都否認，像這樣的事例，他為了掩飾自己忘了才說謊，或著真的忘了接到電話這回事，只有他本人曉得，別人真的難以推測。

## 2 譫妄

譫妄是本來應該在無意識這邊做的夢，突破內在機能牆壁移向有意識那邊，而進入「混合的世界」，存在的場所和妄想一樣。不過妄想是幻想和回憶從有意識這邊移向無意識那邊，而進入「混合的世界」；相對地，譫妄是做夢由無意識這邊移向有意識那邊，而進入「混合的世界」，出發點相反，移動方向也相反。

譫妄狀態的言行是源自做夢，所以時代背景、登場人物、發生的事件也都自由自在。譫妄因處於半無意識狀態，所以我們很難於理解那個狀態，但也許想成和譫妄症狀類似的夢遊症就容易了解了。

不過譫妄以老人居多，在淺睡的時期發病，夢遊症以小孩居多，在熟睡的時期發病，而且譫妄是處在隔開有意識和無意識的牆壁被打破後所形成的「混合的世界」裡，夢遊症則完全是在做夢，即處於無意識的世界的狀態下，因而儘管雙方的症狀上有類似部分，本質卻不相同。

感覺上，譬如說睡午覺（睡眠時一定會做夢）途中突然被叫醒時，會有「這裡是哪兒」、「現在是早上還是晚上」的感覺，或旅行投宿在飯店、旅館，半夜醒來時瞬間搞不清楚自己在哪兒、找不到出口而困惑的經驗是誰都有的，這是睡迷糊了的狀態（叫做睡眠酩酊或錯亂性覺醒）。這時腦子不是很清醒，有一半是處於無意識的世界（夢世界），時間雖短，卻有幾分類似譫妄的感覺。

譫妄因源自睡眠中做的夢，故日夜節律的振幅變小，睡和醒之間的差別小的老人，特別是失智症的老人容易發病。那是因為睡眠都只是淺睡，淺睡時做夢（無意識這邊）和清醒時發呆（有意識這邊）之間幾乎都沒有距離的緣故。

現在以目前最夯的話題：流行性感冒治療藥克流感（Tamiflu）為例，雖然和失智症無關，但也許與青少年的異常行為有關，或許也是處於譫妄狀態的行為。因發燒也是譫妄病發的誘因之一，因此很難區別是發燒引起的或是藥的副作用引起的。或許會發燒的流行性感冒摻加克流感的藥理作用，使特殊的夢移向有意識方向，變成譫妄而發生危險的異常行為也說不定。這樣想也許稍嫌過於大膽，但因為克流感是流行性感冒的特效藥，就更有必要趕快追究原因了。

## （三）外在的認識機能

將自己和自己以外的人、物做區別的機能叫做外在的認識機能，和內在的認識機能一樣，設定有區別自己、他人的牆壁。

外在的認識機能也是和成長一起發育的機能，在出生時能認識自己，但是，這個機能要到青年期以後才能發育完成。因而外在的認識機能也隨著年齡老化而衰弱。

外在的認識機能是認識自我的機能，通常這機能不會曖昧，但精神分裂症或失智症惡化，隔開內外的牆壁變得很脆弱，嚴重的話是對自己的認識變成稀薄。

這個牆壁被破壞，不能區別自己或他人時，現在自己在想的事情，到底是自己在想的還是他人在想的，就搞不清楚而陷於混亂。

把話題轉個方向。由於外在的認識機能的作用是認識自己為自己，而產生「自我的認識＝自我意識」。從前人們不能信服自我意識因死亡而消滅，以為消滅的只是肉眼能看到的肉體，自我意識則永遠存在，將它設定為自我意識＝靈魂，這個永遠存在的靈魂衍生了宗教的必要性——我將它做這麼解釋。

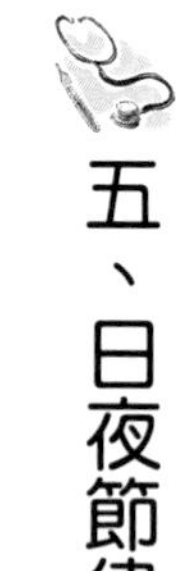

# 五、日夜節律

人不能一天二十四小時都身心保持同樣的狀態。例如體溫、血壓、荷爾蒙分泌量等，早晚都不同，睡眠也不是晝夜都能同樣地睡得著。由於睡眠期的作用，晚上可以睡得久，白天則睡不久，這是生物體日夜節律的作用所引起的現象，人的一天是在有規律地變動中流逝的。

銘記日夜節律的任務是由腦視丘下部的生理時鐘擔任。因而日夜節律就是生理時鐘的節奏。

生理時鐘正確地銘記時間，它的節奏振幅能保持足夠的大小，就能過生氣勃勃、有規律的生活。

生理時鐘的正確度、節奏振幅隨成長一起受培育而確立，因此也隨年齡的老化而降低機能。老人的睡眠變成以淺睡為主，嬰兒或失智症末期的老人難於區別晝夜，都是生理時鐘機能微弱所致。

## （一）生理時鐘的調整

生理時鐘一天約有二十五小時，因為地球時間為二十四小時，故為配合地球時間，每天都非調整不可，如不能調整，則每天錯開（遲）一小時，二星期後就晝夜顛倒，變成白天睡覺，晚上睡不著的狀態。

國外旅行時因時差產生的不舒服現象（jet lag），是適合出發地的身體日夜節律和抵達地的日夜節律不同所引發的症狀（睡眠障礙，白天想睡，感覺疲勞等）。

調整生理時鐘需要標準，能做標準的叫做調節因子。

在調節因子上負擔最大任務的是朝陽。因而早上如果一直睡覺，不能沐浴朝陽，生理時鐘要回復重新啟動的狀態就難了。朝陽以外的調節因子是生活規律好、生氣勃勃的日常生活。起床、睡覺時間、吃飯時間、上班時間等不規則，或者因沒有外出就穿睡衣過一整天等，生活上沒有變化，就不利於生理時鐘的恢復重新啟動。

## （二）生理時鐘的節奏振幅

生理時鐘的節奏振幅變小，身心節奏就失去變化。睡著和覺醒的差別小，變成只能淺睡。本來晚上尿量減少，去廁所的次數也應該要減少，但是晚上分泌量應增加的抗利尿荷爾蒙（減少尿量的荷爾蒙）分泌沒增加，尿量也沒減少，就變成夜間多尿。

這個節奏振幅也隨年齡老化而變小，故某一程度是沒辦法的，和調整時鐘一樣，有變化的生活習慣多少能抑制節奏振幅的變小。

因為生理時鐘的時間不對，振幅縮小是失智症老人失眠、晝夜顛倒、夜間譫妄等的原因，故必需盡可能讓老人過有變化的日常生活。

# 六、對環境的適應

年齡的老化會使身心對環境的適應能力下降，讓適應範圍變窄，患失智症更會讓它加速。

隨著年齡的老化，從自我到包括記憶力、思考力等心的領域的能力下降都不能避免，因而老人能適應的心理方面的生活環境，範圍變窄是很自然的。

例如：患失智症當然就會惡化，即使只是年齡增加，記憶量隨之減少也是不能避免的。和記憶量減少成正比，思考的幅度也變窄。老人因思考的幅度變窄，失去柔軟性，難於應付外部環境的變化，對需要臨機應變的判斷或需要獨自判斷的場面都敬而遠之，最終只剩記憶裡到最後還殘存的程序記憶，喜歡能安穩生活的環境。

因此不只是失智症老人，幾乎所有老人都覺得住慣了的自己的家、自己的房間、熟悉的家具，而且與熟識的家人一起生活最舒暢。

在住慣了的自己的家、自己的房間、一成不變的日常環境裡好歹能適應，不會現出失智症的症狀，因而初期連家人也沒注意到長輩已罹患失智症。一直到被安置在如旅行等與日常不同的環境而不能適應，露出失智症的症狀，才被家人察覺。這也是心理領域的能力衰弱，對外部環境的適應變窄所發生的現象。

因年齡老化而身體能力降低是不能避免的，老人能適應的生活環境範圍也變窄。

例如老人即使日常生活沒有障礙，但呼吸系統的能力八十歲就只有三十歲的大約一半，所以爬斜坡等被暴露在比日常生活負荷重的環境時，就容易出現呼吸困難的症狀。

關於維持體溫，像很多老人說：「年紀大了，變成怕熱也怕冷。」年齡老化對溫度的適應範圍也變窄了。

老人難於適應高溫或低溫環境，感受內部或外部環境的能力也降低。對溫度變化不能適應或適應得慢，在意外場合變成體溫太高或太低，而有生命危險的可能。

徘徊時的老人被發現時處於低體溫狀態的例子不少；或者雖然氣溫並不很高，因感受熱的機能降低，無法調節自己的穿著，也會有穿太多衣服而處於體溫太高的危險狀態。

年齡老化，對體內變化的適應能力也降低，能適應的體內環境的範圍也變窄。

例如：隨年齡老化，從感覺有尿意到可能抑制排尿的時間變短，故老人要避免沒廁所設備的長程汽車旅行。

又，隨年齡老化，因對體內水分量變化的適應能力下降，故水分補給慢而容易導致脫水狀態。

身體需要水分時，因「口渴」，會發出需要補給水分的信號，通常發出信號再補給水分還來得及。但是老人由於發出水分不夠的信號慢，再加上接到信號後應對也慢，因比收到想喝水的信號才補給水分的話，往往已有脫水的危險。也有老人由脫水而引起譫妄，故夏天熱時，老人不要等口渴才喝水，有必要頻繁地補充水分。

以上六個關鍵字是了解第Ⅳ章〈失智症老人的異常行為的個例和應對〉時所需要的，故另做成簡單的附錄歸納於卷末。

# 第Ⅱ章
# 過去的病期和關鍵字

過去失智症的病期分為健忘期、混亂期、癡呆期三期。但是，隨著年齡的老化，從單純的健忘到癡呆期是整個連續的過程，這些病期並沒有很清楚的階段，出現的症狀和言行也不能很明確地區別病期。因此分病期並沒有很重大的意義，但在想起失智症的進行狀況時仍是方便的分法，故在第Ⅳ章〈失智症老人的異常行為的個例和應對〉裡，仍沿用這三個病期來表達病態。

至於病期和六個關鍵字的關係大約歸納如下：

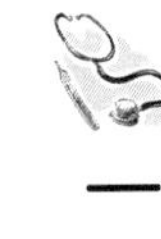

## 一、健忘期

記憶方面，瞬間記憶、情節記憶、程序記憶等的障礙小，判斷障礙也不顯著，但是短期記憶、近時記憶的消失開始醒目，因為變成缺乏健忘的自覺，脫離健忘老人的範疇，進入失智症領域的病期。

思考方面，偶爾出現恐慌思考，有時候這是迷路回不了家時讓老人困擾的原因。又，記憶障礙型欠缺內容的思考的頻率增加，這時會有所處境地的狀況與所表現的行為不相稱的現象出現。

感情方面幾乎都沒有障礙，但理性的抑制變鬆，變得容易生氣，極端性急，簡單地表露感情。

自我方面，隔在內在的認識機能的有意識和無意識的牆壁變得很脆弱，容易將幻想和回憶轉化成妄想，這個時期因為還會描寫若干情節複雜的幻想和回憶，故會有和這個相當的妄想，這就是徘徊和東西被偷妄想的一部分原因。

日夜節律方面，與年齡相稱的節奏振幅縮小，晚上的睡眠以淺睡為中心，因此中途覺醒的頻率增加。

對環境的適應能力也與記憶障礙、思考障礙相稱的下降，故即使日常生活也有一部分需要援助。

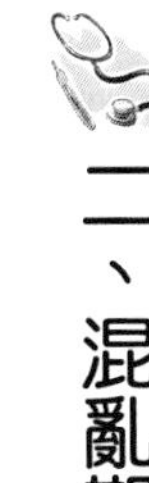

## 二、混亂期

記憶方面，程序記憶和情節記憶的一部分還留著，其他的記憶大部分都消失了。特別是因瞬間記憶幾乎都不發揮作用，故與短期記憶、近時記憶、進行式記憶都不發揮作用的事情互起作用，過去、現在、未來都不能連貫，感覺上就生活在一瞬一瞬之間。

思考方面，恐慌思考多，因思考上需要的記憶剩得少，思考進行變得困難，欠缺內容的思考也就多了。

感情方面，雖能發揮作用，但表面上欠缺正當性，理性也幾乎都不起作用，故不能控制或抑制而表露出來。

自我方面，自我調節機能的作用下降，引起人格崩潰，因為內在的認識機能的牆壁的脆弱度擴大，故容易陷入妄想或譫妄。但是源自做夢的譫妄姑且不論，妄想在只能單純地描寫幻想和回憶的這個病期，與此相呼應變得單純。籠統地說，情節複雜的妄想在健忘期多，情節簡單的妄想則在混亂期以後居多。又，因外在的認識機能下降，已不能保有堅定的自我認識。

日夜節律的振幅平坦化，構成節奏的位相的混亂也大，故晝夜的區別也就不明確。對環境的適應，靠自己的力量已不可能，日常生活的許多場面都需要援助。雖然與身體機能也有關係，但大都是照護者這邊最費事的病期。

## 三、癡呆期

記憶、思考、感情幾乎都不發揮作用，自我則雖然外在的認識機能發生大障礙也幾乎都不會喪失機能，但自己調節機能、內在的認識機能大半都消失了。因為有意識和無意識、現實和非現實的區別不明確，所以失智症老人幾乎是活在無現實感（假想）

的世界裡。

高度的日夜節律機能下降而不能區別晝夜，即使有援助也難於適應環境，日常生活需要完全的援助，到這個階段，很多人在身體機能上也會併發障礙，行動受限制，當然也有比混亂期還容易照顧的例子。

失智症的最後階段是「主人已不在，只剩化成形骸的肉體」。但是最後因為忘記吃、連呼吸也忘記，所以化成形骸的肉體繼續存在世上的時間也就不長了。

# 第Ⅲ章

# 失智症老人的言行和應對的概要

下一章預定使用關鍵字說明失智症老人個別的異常行為，在此說明概要以助了解。

## 一、對所有的失智症老人

將失智症的起源誇張地表達的話，與健忘的根本原理相同，在應對方法上，同中有異，異中有同。

失智症老人因失去任務與目標而產生不安和焦躁，甚至從沒辦法解決的絕望感裡，感覺對自己活著的意義有疑問。加上在失智症初期對自己的能力降低雖不明就裡卻也有所知覺。在這種狀況下失智症老人的異常行為，有不少是由於不能適當表現自己的需求而發的代償性的行為，或發洩不滿的行為。

又，年齡老化確實使自己對環境的適應能力變弱，從而愛好恬靜沒變化的日常生活，尤其失智症老人更是如此。

面對這種現象時，構築照護者和老人之間的信賴關係當然很重要，此外，讓老人能夠持有可能範圍內的任務，和小小的目標的話，自然能體驗被需要的存在感，而且照護者也要繼續努力提供老人變化不大而又能安靜生活的環境。

## 二、失智症老人的異常行為對照護者來說幾乎都是問題行為

所謂失智症老人的異常行為就是普通一般人不會有的行為，問題行為是對照護者來說形成障礙的行為。即使是異常行為，只要對老人本身無害，對照護者來說也不成負擔的話就沒有問題，即使持續也都是無害的異常行為。

例如：老人在徘徊時，如果在像走廊這類地方的話，即使持續徘徊，對老人本身或照護者都無礙，也就可以對異常行為置之不理。

從照護者角度來看，並不認為失智症老人的行為具合理性、目的、意圖，而且很多都將它解釋為增加麻煩的問題行為，其實包含妄想、譫妄在內的言行，失智症老人的言行也有他的合理性，也就是說有時候是強調、確認自己的存在，有時是在發洩壓力等，通常都是有目的、意圖的。雖然這些行為幾乎都會讓照護者覺得吃力，但是如果能了解他的目的與意圖，將使照護工作，順利成功。

例如：短期記憶或長期記憶的一部分消失，瞬間移動回到數十年前的老人，因為認為精神奕奕地在上班的時代是現在，所以每天都要去上班是極為自然的行為。但是對照護者來說，要去已不存在的公司上班而出門的行為，並無意義，就認為這是難於應對的問題行為。

即使對照護者不利的現象，有時也會對失智症老人有利。

例如：失去瞬間記憶、短期記憶、長期記憶的失智症老人，失去過去，對未來也難有展望，幾乎都是活在一瞬一瞬之間，不管做什麼都是初次體驗，看的、聽的，所有的都新鮮，都覺得感動。而且處於這種狀態的失智症老人，因為不能展望未來，不能預測將來一定會來訪的死亡。因而可以說失智症是為了逃開只有人類才會有的對死亡的恐懼，是神所賜予的「自我防衛手段」。但是這樣的狀況一定會伴隨自我的崩潰，對於照護者來說那個時期的確很殘酷。應對也很辛苦，但照護者也只有接受。

應對失智症老人的問題行為分成二種：一種是對每個問題行為都直接參與；另一種是例如伴隨喪失而來的寂寥感、孤獨感、不安感、對現在的生活環境的不滿足感或沒有存在感等。那就要去探討潛藏在問題行為底下的根本原因，才能解決問題行為。

## 三、失智症老人的應對法有某些部分與乳幼兒應對法相同

如前述超過成長過程的巔峰期以後的老化現象幾乎都是退化現象。而失智症加速退化現象，故老人——尤期是失智症老人——的言行接近乳幼兒的言行。

例如：有時失智症老人的異常行為是不能適當地表達自己的需求時的代償行為，同樣不能表達的嬰兒，用「哭」來表達肚子餓了、尿片濕了或想睡了。一方是異常行為，一方是哭的行為，表達方法雖有不同，但從這個觀點也能了解失智症老人的一部分異常

行為是類退化行為。

簡單的驗證一下關於記憶、思考、感情、自我、日夜節律、對環境的適應的退化現象。

失智症老人和小孩一樣，由於健忘而記憶量也變少。小孩的思考因做為材料的記憶量少而單純，不考慮他人，我行我素，無理取鬧，容易陷入恐慌思考。失智症老人的思考也因同樣原因而單純化，變得以自我為中心，很容易陷入恐慌思考或欠缺內容的思考。

小孩被比喻成「剛在哭，馬上就破涕為笑」，感情的變化快，由於理性的抑制也鬆，很容易表現在態度上。失智症老人也是一樣，感情的變化快，喜怒的感情幾乎都不能抑制地表現出來。

女孩玩娃娃，男孩玩汽車玩具。小孩的自我在發育途中，尚未成熟，因為內在的認識機能的牆壁脆弱，故小孩的腦海裡，女孩的娃娃簡單地化為嬰兒，男孩的玩具汽車化為真的汽車（思考的妄想轉化）。因此小孩能熱中於玩娃娃或玩具汽車。同樣地，失智症老人也是內在的認識機能的牆壁變得很脆弱，簡單地就陷入妄想或譫妄。

就像嬰兒不分日夜都在睡一樣，失智症老人的癡呆期也是變得難以區別晝夜，雙方都是日夜節律的振幅小所引起的現象。

小孩和失智症老人也都對環境的適應能力小，被暴露在冷的地方就馬上感冒，降低體溫。

因此可以了解，老人的思考、言行包含對環境的適應能力降低在內，很多都與乳幼兒有共通的現象，都是退化現象，和以此現象為起因的類退化行為。

所以說，「年齡老化是回到乳幼兒時代的旅途。」接近旅途終點的癡呆期，他的言行和乳幼兒類似的部分就增加了。

因而，面對惡化的失智症老人，有某些部分和對待乳幼兒相同，需要建立起像小孩依賴母親一樣，覺得安心的人際關係與環境。特別是進入癡呆期，用語言溝通變難時，就要像母親接觸嬰兒時一樣，即使不能了解也要和藹地說話，這樣老人的心情才能平靜。

但是，很多場合就像記憶和感情的障礙程度不盡相同，退化現象的進行程度也隨個人的機能之不同而有別，所以面對失智症老人時即使說要像接觸乳幼兒一樣，也不能欠缺恰如其分的考量。

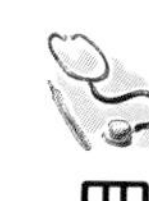

## 四、盡量活用失智症老人的殘存能力

人的機能，不用的話就會降低，因此照顧得太好的話，也許就剝奪了老人能做的工作，如此一來，一定加速降低老人的機能。

應對失智症老人時，要注意的是盡量讓他使用殘存的機能。但是，大部分的失智症老人難以把握行為的程序，所以在指示時，一次不要太多，連續行為的指示要在每個行為的順序進行後，再指示接下來的行為。對瞬間記憶有障礙的失智症老人尤其需要有這個考量。

## 五、對所有的失智症老人沒有共通的具體的應對法

到這裡雖然說明了失智症老人共通的應對法，但是且把這個擺一邊，因為每一個失

智症老人健忘的程度不同，各個內在環境或外在環境也不一樣，所表現出來的言行及要素也互相牽連、互相重疊，因而應對法各有不同也是當然的，結論是對所有失智症老人並沒有共通的具體的應對法。

怎麼應對有問題行為的老人？怎樣讓他不會引起問題行為？或者怎樣讓他即使引起問題行為也不會衍生問題？等等，依老人的狀態、住居環境、照護者的狀況等，要個別酌量之後再總和判斷、選擇。

# 第Ⅳ章 失智症老人的異常行為的個例和應對

本章按記憶、思考、感情、自我、日夜節律、對環境的適應，這六個關鍵字的順序來說明失智症老人的言行。但是，失智症所有的異常行為源自健忘；又，所有的異常行為多少都受到關鍵字上所有項目的機能下降的影響。

因而即使分類在感情上的異常行為，除了健忘，與其他的能力下降也有關連，但是有時的理由是「關連也許大，但應留意的是感情」或「根據解釋方法，引起異常行為的原因應該在感情」的理由而列入感情的項目。

在每個異常行為裡，不只是失智症的程度隨著老人本來的性格、資質、身體特徵、周圍的環境等而大受影響；此外，單一出現的異常行為較少，通常都是綜合出現的比較多，從而實際上出現的異常行為都複雜而涉及多方面，所以為了容易了解，本文盡可能單純地解釋。

這個順序如果從言行的類似性、症狀輕重來考慮的話有若干不協調的感覺，姑且以備齊關鍵字為優先考量。

# 一、記憶

## （一）不留心用火

**關鍵字：進行式的記憶**

※〇是老人說的話，●是家人說的話

**事　件：**

老太太家浴室的熱水器是舊型的，水燒熱了也不會自動熄火。因家人工作或上學回來得晚，由老太太準備晚餐。但是，最近老太太時常將洗澡水燒開，煮菜時也時常將鍋燒焦，前幾天熨斗的電源忘了關，還將榻榻米燒焦了。

老太太做的晚餐最近變得單純，又接連幾天都做同樣的菜色。

○傍晚，一邊燒洗澡水一邊準備做晚餐，無意間埋頭於做飯，而忘了也在燒洗澡水。煮菜將鍋子燒焦時，因為也不是光在煮菜，而是一邊做其他的事一邊煮菜，所以忘了也是不得已的。

●奶奶最近好像變得很健忘，燒開洗澡水、燒焦鍋子都不是偶爾，而是常有的事情。開始做一件事的話，大概要等到一件事做完再做其他事情才能解決這個問題吧？不過點了燒洗澡水的火，要專心等到水熱也是不合理，到目前雖未釀成大禍，萬一發生火災就糟了，怎麼辦？

**解　說：**

這樣的失敗通常都起因於進行式的記憶障礙，一邊做事一邊又開始做其他工作的話，就忘了正在進行的事，這就叫做進行式的障礙，這是很多人都經驗過的現象，偶爾發生的話誰都會有的，還不會成大問題。

時常失敗的場合，只要思考正常的話，工作一件一件地處理，還可以應付。但是，因為失智症的特徵是自己不能講求補救自己失敗的對策，所以想要求這位老太太自己應付是不合理的。但要老太太點了燒洗澡水的火以後不做其他的事，一直等到水燒熱也是不可能，更是不實際的。

如果有瞬間記憶障礙，點了火就馬上忘記點火這件事的話，就要考慮已經進入混亂期。不過這位老太太因為勉強還能做菜，故可能只是健忘初期，菜色稍微單純是因為思考的幅度變狹窄，變成記憶障礙型欠缺內容的思考，每天做同樣的菜是短期記憶上出現陰影，前一天做的菜忘了的關係。

總之，火是危險的，這個例子的情形，改用水燒熱就會自動熄火的熱水器，瓦斯爐也改成電磁波式的，也許暫時能解決問題。

原則上，對失智症老人不要強制他做不會做的事，也不要剝奪他會做的事，所以家人如果能給他適當的照料的話，應該暫時還能讓老太太幫忙家務。

又，不留心用火，起因除了於健忘外，也有「起因於妄想、回憶的不留心用火」，這和這位老太太的著眼點不同，所以在「自我」那一章舉例說明。

## （二）重複問同樣的話

**關鍵字：瞬間記憶、短期記憶**

**事　件：**

老先生來廚房問正在準備晚餐的媳婦（花子）：「今晚煮什麼菜？」隔了五分鐘又來廚房問同樣的問題。由於問得太頻繁了，花子用稍微嚴厲的口氣說：「剛剛就說了，今晚煮魚，現在很忙，叫吃飯前請待在房間！」老先生無精打彩地回到自己的房間。

○我只是問問今晚煮什麼菜而已，為什麼用那種口氣答話，該有溫和點的說法吧！

●也沒有什麼特別重要的事情，正忙的時候老是問同樣的問題，也不是二三回，多的時候連次數都數不清。只是晚飯的菜，問一次就該知道了吧！

**解說：**

這是說同樣的話或反覆問同樣問題的行為。「今天是幾號啊？」問過幾分鐘後又問同樣的問題，也是屬於同一類。主要都起因於瞬間記憶或短期記憶的障礙。短期記憶不只癡呆期，混亂期也會喪失，不過混亂期或癡呆期不會提出這樣的問題，所以這樣的行為幾乎只在健忘期發生。即使說是健忘期，因為也有瞬間記憶發生問題的情形，因此發問的時間間隔變得非常短，而每隔數分鐘就又發問一次。

這位老先生因為已忘了原先發問的事情，因此對他來說每一次都是第一次發問。而對被問的人來說，重複被問同樣的事情，會感覺非常費事、厭煩，但是失智症老人的言行並不是懷有壞心眼，只是病了，每次都回同樣的話就是對病人體貼的表現。

獨居的老人頻繁地打電話給兒女，反覆說著同樣的話，也是類似行為。但是這種情形，由於獨居的寂寥與不安變成壓力，將自己瀕臨崩潰的心情藉電話發洩壓力以保持平衡，有時也是自我的平衡機能（調節機能）發揮作用的表現。

不論是哪種行為，如果情形嚴重的話，無妨託他做點什麼事，轉移注意力也是個好辦法。

因這樣的行為，家人才發覺老人患了失智症，這樣看來，因為花子在這之前沒意識到老先生患了失智症，才會有問一次就應該知道了的想法。

## （三）外出時擔心鎖門和火的善後，反覆確認

**關鍵字：瞬間記憶**

**事　件：**

最近家裡只剩自己一個人時，老先生幾乎都不外出了。一個人看家的時候多，家人擔心他老待在家裡，就催他：「爺爺，出去時只要上鎖，家裡沒人也不用擔心，天氣好時出去散散步吧！」但是老先生的答覆總是模稜兩可。

〇要出門的話，即使確認了幾次鎖門和火的善後還是不放心，還是在家裡比較安心。

●一個人躲在家裡會情緒低潮，散步對身體好，還是到外面走走的好。

**解　說：**

出門時上鎖和火的善後是不需要特別留意、無心的日常行為的延續，那種情形，記

憶機能幾乎都不起作用，所以幾乎都是回過頭怎麼都想不起來而擔心的例子，這大都是比較愛操心的性格所引起的，和失智症或健忘無關。

但是，確認（確認行為是強化記憶）火燭和鎖門的次數異常地多，甚而不敢外出的狀態則是瞬間記憶有障礙，可推測為剛剛發生的行為馬上就忘了。瞬間記憶的障礙通常都發生在混亂期，而這位老先生不安的感情正常，家族也還不覺得是患失智症，所以瞬間記憶的障礙小，加上愛操心的性格，把他考慮做是在健忘期也許較恰當。

每天過單調的生活，對適應環境的能力降低的老人來說是最平穩的生活。這位老先生現在並沒有完全失去外出的意願，不很想外出的原因是自己的家、自己的房間住起來最舒服。但是如同家人擔心的，老躲在家裡會使精神上、肉體上的機能都提早降低。老人如果不喜歡改變日常生活的話，可考慮利用日間照護中心。

## （四）忘記吃過東西

**關鍵字：瞬間記憶、內部環境**

**事　件：**

最近老先生吃完晚飯，都還沒回到自己的房間，就來到正在收拾飯桌的媳婦處，問說：「花子，晚飯還沒準備好嗎？」花子告訴他：「爺爺不是才剛吃完嗎？」老先生用詫異的神色說：「我還沒吃啊！」最後沒辦法，花子就每次都準備一些糕點或水果給老先生吃，好讓他信服。

○花子說我已吃過晚飯，可是我不記得這回事，確實肚子也不很餓，只是不知為什麼總覺得嘴裡空虛。

●爺爺最近剛吃完飯就馬上問飯還沒準備好嗎？是忘記已吃過飯這回事吧！即使如此肚子也該不餓啊！

**解說：**

進入混亂期或癡呆期時，瞬間記憶的機能不起作用的話，幾分鐘前發生的事也會忘記，所以忘記稍早吃過晚飯的事情也不是不可思議的事。

瞬間記憶發生障礙時，短期記憶和近時記憶的障礙就不用說了，連遠隔記憶也應該靠不住。而且瞬間記憶障礙加上這些記憶也消失的失智症老人，因為過去消失了，所有發生的事情都變成初次體驗，從某種意義來說，也許每天都過得很新鮮。像這樣對昨天發生的事情不留在記憶裡的失智症老人來說，不會「今天天氣也很好」，而是「今天天氣很好」。

但是剛吃過晚飯，肚子應該是飽的，怎麼會這樣呢?也許家人會這麼想，也是理所當然的。原因在察覺身體內部環境的機能降低。內部環境的感受性極端下降時，不能感受胃裡裝有食物，因而肚子飽了的信號不能傳達到腦的食欲中樞，處在這種狀態下，忘記已吃過的事實，就會變成：「晚飯還沒準備好嗎？」

對不記得自己已吃過的老人，即使說服他：「不是剛吃過嗎？」因他的食欲中樞並沒有已吃飽的認識，所以即使教他「肚子應該是飽的」，他也不會理解。

這種場合，讓他看剛吃完的飯桌，一瞬間也有可能會理解，如果不能信服的話，像花子的處理方法一樣，給他一些不超過熱量的點心，不至於增加胃的負擔來解決也是明智的做法。

## （五）即使去買東西也會忘了什麼沒買

**關鍵字：短期記憶**

**事　件：**

最近老太太即使去買做晚飯的菜，也時常忘了什麼沒買，而且忘記買的種類增加了，烹調時因為沒加入忘了買的材料，例如沒有肉的咖哩等等不對頭的菜色增多了，家人也開始發覺老太太的健忘變嚴重了。家人對老太太建議說：「把要買的東西記在便條上帶去就解決了。」老太太說：「對啊！下回就這麼做。」但是下回卻沒有實行。

○最近容易忘記，真是傷腦筋，年紀大了，沒辦法。

●奶奶說去買東西總會忘了什麼沒買，雖這麼說，好像沒打算把要買的東西事先記在便條帶去。即使是我們，忘了買也不是什麼稀奇的事，所以我們都會帶著便條去買東西。

**解說：**

忘了買，或買的東西忘在結帳處，都不是什麼稀奇的事。這是同時進行這個、那個的，有一些是依存在進行式記憶的行為，所以即使不患失智症，一般老人甚至年輕人偶爾也會有這個現象。但是忘了買的次數頻繁的話，是短期記憶發生障礙的狀態，必須考慮為已進入健忘期。對患失智症的老人，要探討問題行為的原因，如果是屬於思考偏頗或幅度變窄的記憶障礙型欠缺內容的思考的話，照護者所需講求的對策就變難了。不過有時這樣的行為正是讓周圍的人認識老人患失智症的機會。

老人能做的，千萬不要剝奪他做事的機會，但不會做的，千萬不要強迫他做，這是照護的基本態度。像老太太這種程度的健忘不會給他人添加太大的麻煩，所以沒有必要禁止他去買東西；但是即使叮嚀當事人不要忘了帶便條去，也不能期待會有效果，所以應對法就是接受她會忘記，也接受她不會帶便條去。

失智症初期的老人因為自覺健忘而感覺寂寞，或不能應對健忘狀態而傷腦筋，所以不要加深他的困惑度，買東西時家人跟他一起去，或不形於色地補充不足的份，這也是屬於在日常生活照護的一部分。

## （六）重複買同樣的東西

**關鍵字：短期記憶、程序記憶、健忘的自覺、記憶障礙型欠缺內容的思考**

**事　件：**

最近老太太即使去買菜，每天都買同樣的菜回來，因而老太太做的菜色漸漸沒有變化，而且單純得像是沒有兩樣。家人提出要求：「奶奶，每天同樣的菜會膩，營養的均衡也不好，能給我們每天變換菜色嗎？」老太太懷著困擾的臉，躲到自己的房間。

○也許費功夫的菜嫌麻煩而變得較常做簡單的菜，但也不至於每天都做同樣的菜吧？

●一整天都在家裡只做一頓晚飯而已，稍微花點功夫就能煮更好吃的菜才對。本來奶奶做菜最拿手，最近奶奶連想做什麼都嫌麻煩吧？

**解說：**

老太太的短期記憶有障礙，忘記昨天做了什麼菜，而且因為老太太對自己忘記的事沒有自覺，所以老太太沒意識到今天的菜和昨天相同。

菜色變得單純是因為做為思考內容的記憶量變少，思考幅度變窄，而變成記憶障礙型欠缺內容的思考所致。

像這樣即使相當多的記憶有障礙，多年來親手做菜的順序已經變成程序記憶，過很久都不會消失，故單純的菜色的話應該還不成問題。

短期記憶消失，又沒有健忘的自覺，即使有欠缺內容的思考，總算還能達到能做菜的結論，所以這位老太太應是屬於健忘期。

老太太的味覺、嗅覺也都漸衰弱，雖還能做菜，但本人同時也覺得困惑，所以要求老太太每天變換菜色或做費功夫的菜是不合理的，漸漸地準備晚飯需要花子幫忙。買東西時，因為已忘記先前買了什麼，所以只買以前買慣了的東西，又因為已忘記去買過東西這回事，且經常對買了的東西不關心，因而會引起冰箱裡塞滿過期食品的現象。

整理冰箱時，因為老太太已忘記買了東西這回事，只要老太太沒看見的話，悄悄處理掉過期食品，也就不會發生問題。

今後老太太去買東西時要她注意不要買同樣的東西也不會有效果，所以由家人陪老太太去或去固定的商店買的話，事前跟店裡的人說明狀況，拜託店裡的人幫忙處理，應該是比較合理的應對法。

對這位老太太來說，漸漸地買東西和煮菜都需要花子幫忙。

## （七）忘記擺放錢包、鑰匙等常用東西的地方

**關鍵字：短期記憶**

**事　件：**

最近，老太太每逢出門就喊著：「錢包在哪兒？」「鑰匙在什麼地方？」等等，老是忘了自己擺在哪兒而到處找。

○最近好像變得容易忘記，雖然自己也在留意，卻還是會忘記，也是沒辦法，反正是在自己家裡，終究會找到的，不是什麼大問題。

●明知對忘了的事情發牢騷也沒用，至少該把東西擺在固定的地方吧！經常跟奶奶說要把東西擺在固定的地方，奶奶就是不肯這麼做。

**解說：**

通常，日常使用的家庭生活用具都擺在固定的地方，也不用找，但是由於某種原因沒擺在經常放的地方時，因為是隨手擺的，所以記憶機能幾乎都不起作用，就容易忘記擺的地方，這種狀況誰都有可能發生。

這位老太太有心提醒自己不要忘記擺的地方，讓記憶機能的作用強化，卻還會忘記，這是短期記憶有障礙引起的。

家人對老太太健忘的應對法是勸她將東西擺在固定的地方，但她對自己的健忘無法應對就是失智症。無法應對自己的健忘，又有短期記憶障礙的這位老太太應該是已進入健忘期，所以對她要容忍，並對她的行為給予善後處理。如果沒陷入被偷妄想的話，應該不是擺在很難找的地方，就陪她一起找吧！

## （八）忘記收藏錢包、存摺等重要東西的地方

**關鍵字：短期記憶**

**事　件：**

最近，老太太不曉得是拘泥於金錢，或者是不能信用他人了，平常不用的錢包、存摺等不再放在固定的場所，而是放到壁櫥的棉被裡或書架上的書縫裡，而且還分散成幾個地方藏起來。但是，實際上到了要用時老太太已不記得將它們藏在哪裡，而陷入家人和老太太一起找的窘境。雖然家並不寬敞，但是因為這個房間、那個房間分散著藏的關係，每次都弄得人仰馬翻。

○最近小偷多，欺騙老人、偷錢的事情也常有所聞。上了年紀，往後的生活就靠錢，所以要注意錢不要給偷了。

●奶奶每次都忘了錢擺在哪兒，所以如果要藏在棉被裡，就固定藏在同樣地方，不要分散開來，不然的話，連我們要找都很困難。

**解說：**

因為老太太本身還有「貴重品」的認識，所以和日常使用的錢包不同，要選擇「不顯眼的地方」、「難找的地方」。分散開來藏是因為從年輕時就有「擺一個地方的話，萬一被偷就全部給偷了」的意識已扎根的關係。

像這樣短期記憶有障礙而忘了東西擺放的地方，但是還能區分是否為貴重品，思考上也沒有太大的混亂的話，還處於健忘期。

要讓老太太不要忘記東西擺在哪兒是不可能的，要老太太變更思考將東西擺在同一個地方，別說是她自動的，就是家人也無法說服她這麼做。

因此給老太太準備一個開關簡單的金庫，強調擺在金庫絕對安全，也許能讓老太太信服。

## （九）忘記約定

**關鍵字：短期記憶**

**事　件：**

老先生喜歡釣魚，附近有許多釣魚的朋友，最近由於有花子暗中幫忙，日常生活也沒顯現出大的挫折。不過最近老先生健忘變嚴重了，來電話時受託捎口信也沒傳給家人，屢次給拜託者添麻煩。日前忘了與朋友約好去釣魚而沒去集合地點，讓釣魚夥伴來電詢問到底怎麼了。可是，老先生硬是說「沒這個約定」，結果就沒去釣魚。

○我沒約好去釣魚，如果真有約定而忘記的話，一旦被提醒了一定會想起來的。

●爺爺的健忘最近變嚴重了，因為電話的應答大致上還算可靠，所以對方也認為沒問題而拜託他傳話。事後確認時，爺爺連有電話這回事都忘了，話說重了，爺爺又會生氣，真是傷腦筋。有重要事情時不知如何是好？又不能叫爺爺不要接電話。這回，因為爺爺的釣魚夥伴神情也顯得不可思議，爺爺的健忘應該要告訴他們才好吧？

**解　說：**

老先生開始有了失智症，因為短期記憶有障礙，才會發生這樣的事態。老先生由於不只電話內容，連接到電話的事都忘了，所以不管怎麼說明，記憶都不會回復。

失智症的記憶障礙，特徵是：不只是內容，連事件整體都忘了，所以不只曾經約定的內容，連約定了這件事本身的記憶都消失了。因此即使提起以前約定的事情「當時這麼說、那麼說了」也只會得到「沒這個記憶」的反應而已。

短期記憶的障礙較早發生，健忘期也有一定程度的障礙，混亂期則短期記憶大有障礙。這位老先生在花子不顯眼程度的支援下，日常生活還可自理，所以可以說屬於健忘期。

特別是電話的應對，因為不曉得是誰打來的，所以較難應對。不過，如果是可以預料到的夥伴的話，事前跟他說明狀況，就多少能減輕受害；但，前提是，要先取得老人的諒解。

像這種情形，老人並不是惡意忘記，所以不用斥責，就是想提醒他往後別忘記，也是無意義的。

## （十）不在意拿錯別人的東西

**關鍵字：短期記憶、近時記憶**

**事件：**

老先生到現在都還沒缺席過中學的同學會。雖然已超過喜壽（七十七歲）的年齡，不過這班級非常團結，大家都踴躍參加。

只是，散會時老先生變得常常被提醒拿錯別人的手提包或穿錯別人的鞋。雖然被指摘時，老先生也沒異議，會順從指示換回來，但好像也沒有意識到做錯事，還滿不在乎的樣子。

日前參加社區的集會時也穿錯別人的拖鞋回來，花子拿拖鞋去還後，特別注意了老先生的反應，可是他一點也不在意。

○我只是要拿自己的東西回家而已，又沒做壞事，穿錯鞋誰都會的。

●自己的東西和別人的東西變得不能區別了，即使提醒爺爺，他也沒意識到做錯事，應該不是惡意的。這樣子會給人添麻煩，就不要讓他參加聚會吧？

**解說：**

忘記了幾個小時前穿去的拖鞋是短期記憶有障礙，搞不清楚自己長年拿慣了的手提包的話，有可能是除了短期記憶外，近時記憶也有障礙。

被指摘錯誤也不在乎，是自己沒有做錯了的自覺，因此也沒有意識到做錯事，所以不必考慮是由感情障礙所引起的。

因短期記憶和近時記憶比較早期發生障礙，而發覺失智症的例子也不少。混亂期也會發生像這位老先生的行為，不過因為進入混亂期的老人不會參加聚會，所以有這種行為大都屬於健忘期。

因為當事者不是故意，也沒有惡意，所以要他小心別拿錯也是沒有效果的。不妨在隨身攜帶的物品上寫上大大的名字，或者事先跟其他與會者說明，取得諒解。最後如果是重要聚會的話，除了陪伴他出席外，別無他法。

## （十一）不認得家人

**關鍵字：長期記憶**

**事　件：**

最近老太太的失智症漸漸惡化，洗臉、洗澡都要花子幫忙，也無法分辨人，除了每天照顧她的花子以外，幾乎都無法認人了。日前住在別處又不常露臉的女兒回來探望她，照顧她吃飯，也輕撫著她發痛的腳，老太太不認得自己的女兒，還說：「今天來幫傭的人真親切。」等語，讓女兒很失望。

○雖然我的行動不方便很傷腦筋，不過花子和其他照顧我的人，大家都很親切，真難得。

●奶奶的健忘症惡化，連自己的女兒都不認得了。不過還認得每天照顧她的花子，所以要她認得自己的女兒的話，最好的辦法就是常常來看她，畢竟讓自己的母親遺忘了，是很悲哀的事。

**解說：**

短期記憶和近時記憶消失，連遠隔記憶也變得不可靠時，就失去了對人的辨別力，即使是自己的女兒，偶爾才露臉的話，不認得了也不是什麼不可思議的事情。又，由現在回溯過去幾十年的記憶也消失的話，腦子裡已回到女兒的孩提時代，當然不會認為眼前的成人女性是女兒了。

總之，程序記憶的一部分還留著，大半的記憶都已消失了，所以這位老太太可以說已由混亂期來到癡呆期。

但是，也不是所有記憶都消失了，只是不能重現而已，所以也許大家都忘了的事情，她也會突然想起來一樣，不預期地會想起而認得自己的孩子也有可能。但是像這個例子：「我是妳女兒，仔細看喔！」催促她認人，也幾乎都沒有成功的可能性。

確實，讓自己的母親忘了是很悲哀的，不希望被遺忘的話，就頻繁地來探望她最有效果；但是對失智老人來說，只要是對自己親切的人，女兒也好，女傭也好，都無所謂。因此，即使母親不認得了，仍貼近年老的母親，溫柔親切地對待她，也是令人欽佩的孝行。

## （十二）使用日常慣用的器具時不得要領

**關鍵字：程序記憶**

**事　件：**

最近老先生不太看電視了，偶爾在看時想換頻道也不知道要按哪個按鈕，亂按一通。冷了也不開暖氣，只是喊著冷，老太太說：「冷了就開暖氣啊！」幫老先生開了暖氣，他才放下心來。

○最近的器具都很難用，我老是搞不清楚，是故意在跟我們老人刁難吧！

●最近，爺爺不太看電視了，冷了也不開暖氣，好像在忍耐的樣子。過去自己都會開的，又不是換新的，應該自己會開才對。

而且，最近爺爺洗澡好像幾乎都不沖洗身體，只泡進浴缸就完事了，是嫌麻煩嗎？平常奶奶很會照顧爺爺，都不讓他做事的緣故吧！

**解說：**

日常用具的操作法，是習慣性會記得的，在記憶的種類裡依存在程序記憶上。洗澡時沖洗身體也是日常行為，如果程序記憶還健在的話，應該是很簡單就能完成的。

嫌麻煩，偶爾不洗的話也不是什麼問題，但是，像這位老先生每次都不洗，日常用具也變得不會使用，將它理解為不會洗了或許比較妥當。

按理說，程序記憶在健忘期幾乎都不會發生障礙，這位老先生也許已進入混亂期或癡呆期了。

總之，這位老先生不是「不做」，而是「不會做」，像老太太說的「怎麼不做」是行不通的。

老先生如果有想看的電視節目的話、看電視也可刺激腦神經，電視的操作就由家人代勞。對外部環境的適應範圍變窄的老人而言，寒冷是很大的壓力，所以暖氣也要幫他開，洗澡的程序也要按部就班地給予指示，這些都是必要的。

此外，不是日常使用的器具，或新購器具的操作，因思考（恐慌思考）發生問題，另在思考的項目裡說明。

## （十三）開車

**關鍵字：程序記憶**

**事　件：**

老太太一邊看家一邊煮晚飯，但是最近煮菜沒變化，接連幾日煮同樣的菜，調味也變單調。健忘也惡化，家人不在時，別人打來的電話，也幾乎都忘了傳話，家人也發現到老太太患了失智症。但是老太太好像沒有健忘的自覺，到附近超級市場也都開車，幸好到目前為止還沒有發生過車禍，不過太郎和花子都認為如不漸漸地制止她開車，恐怕會有危險。

但是，本來就有些頑固的老太太，又沒有健忘的自覺，正在煩惱要怎麼勸說才能讓她信服。

○菜也還能煮，太郎他們雖說危險，開車的話還不成問題，其實，開車去超市，是因為最近腳痛，沒開車去不成。

●做菜的味道單調不要緊，開車如果引起事故的話，會給別人添麻煩，不制止她開車不行。話雖如此，不知道怎麼辦才能叫她不開車，我們家的奶奶很難勸得動她。

**解　說：**

這位老太太做菜不變菜色，調味也變得單調，有電話來的事情也記不得，所以短期記憶上出現障礙，導致思考偏頗、幅度變窄，應該已是記憶障礙型的內容欠缺的思考沒錯。

即使走路稍微不方便，腳的活動還不差的話，開車還不成問題。對腳或腰痛的老人來說能開車就更方便了。

程序記憶是很重要的記憶，而且是屬於最不容易消失的記憶，但是也有因此而發生的問題。和以前提過的腳踏車的例子相同，因為開車也依賴程序記憶，所以通常即使患失智症，如果還在健忘期的話就會開車。但是健忘期如果又思考上欠缺內容的話，判斷能力有障礙，發生事故的可能性就變得很高。

實際上，日本全國由失智症老人開的車有多少，或失智症老人開車發生的事故有多少，還有家人沒發覺已患失智症的老人，想像著那個數字，就覺得很恐怖。

汽車的事故有釀成大災害的可能性，但是，因為當事者沒有患失智症的自覺，所以幾乎都不是自己放棄開車，實際上要制止他開車也非常困難。但是，因為這不只是個人的問題，所以家人要想辦法，無論如何也必須制止他開車。

不妨把車子的鑰匙藏起來，或耍點技巧，讓車子不能發動，總之「說謊也是權宜之策」，不論用什麼對策都是被允許、接受的。

## （十四）厭食

**關鍵字：程序記憶**

**事　件：**

以前吃完飯就馬上問：「飯還沒準備好嗎？」的老先生最近坐在飯桌，即使擺了一桌豐盛的菜也不吃。但是看起來，又好像用筷子在玩弄著什麼似的。即使這樣，花子開始吃的話，就有一點像是要吃的動作，卻幾乎都沒有吃進嘴裡。很早以前發生過老先生不吃飯，量了他的體溫才知道發高燒而嚇了一跳的事情，不過這次好像不一樣。花子很擔心：「爺爺怎麼了？哪裡不舒服，吃不下嗎？」邊說邊將吃的東西餵老先生，老先生就吃了。

○也不是不餓，不曉得從哪裡吃起，挺麻煩的。

●餵他的話就吃，好像不是健康狀態不好。這麼說來，以前爺爺雖然曾說過假牙不適合不能吃，不過這次好像不一樣，也許是變得不曉得該怎麼吃也說不定。

**解說：**

有用筷子在玩弄的樣子，花子開始吃的時候也有模仿的動作，這是老先生忘了一連串吃的行為。吃的行為在程序記憶裡是屬於基本的行為，喪失了這個行為，就得考慮病期已由混亂期進入癡呆期。

除此之外，有的人因不曉得如何訴說自己的健康狀態不良，而用拒絕攝食來表現。有時也有裝的假牙不適合，發生口內炎，疼痛而不能吃的現象。老人突然不吃時，有必要檢查身體和口腔內的狀態。

失智症老人用餐時，有的只吃飯或連續只吃一道菜，這是思考變成極端窄的欠缺內容的思考，有可能失去均衡攝取食物的能力，或者有可能味覺遲鈍（由退化現象引起）不管吃什麼都覺得味道大同小異。

失智症惡化，接近末期時，甚至忘記吃的行為，或即使食物放進嘴裡，連咀嚼行為也忘記，而變得不咀嚼也不吞嚥。

忘記攝取食物的一連串行為的場合，坐在餐桌正面的人以慢慢的、容易了解的動作吃給他看的話，偶而也會藉由模仿而能自己進食。

在連續只吃同樣東西的例子裡，可以一個一個指示他吃的順序。

至於忘記咀嚼或吞嚥行為時，只好放棄經口攝取食物了。

## （十五）不吞嚥放進嘴裡的東西

**關鍵字：全般的記憶**

**事　件：**

老先生的失智症惡化，日常起居幾乎都要花子幫忙，連吃飯也不自己吃，都由花子餵食。最近因為常有被食物噎到的情形，所以只好都將食物煮得粘糊糊的讓老先生容易吞。最後，即使將食物餵到老先生嘴裡也不吞下去，只一直閉著嘴咀嚼不停。花子催促他「吞下去」，老先生也好像不能理解而沒反應。

○全部忘了，什麼也不知道。

●食物餵到嘴裡也不吞下去，不知道該如何是好？我們能做的也只是餵到嘴裡而已，真傷腦筋。

**解說：**

到失智症末期時，吃、吞嚥，最後甚至連呼吸都會忘記，這位老先生好像已接近失智症末期了。

通常在吞嚥食物或水的時候，吞嚥反射機能會起作用，讓通到氣管的通路關閉，使食物不致進入氣管。

就像嬰兒容易噎到一樣，老化所引起的退化現象使吞嚥反射機能衰退，所以很多老人會像這位老先生一樣，時常被食物噎到，或者食物進入氣管使氣管塞住，因誤飲而引起肺炎。這位老先生的情形不只是吞嚥反射機能低下，似乎連腦機能也低下而忘了吞嚥的行為。

偶爾「吞嚥困難」時，即有吞嚥的意圖而不能嚥下，但還保持有反射性吞嚥機能，在無意中偶然也能吞嚥，不過這位老先生不屬於這一類。

從嘴裡不能進食的話就只有用管子將食物直接輸入胃裡（鼻胃管）或由靜脈補給水分、營養（打點滴），不過無論哪一種方法在家裡都不好應對，所以一定要跟醫療機關商量。

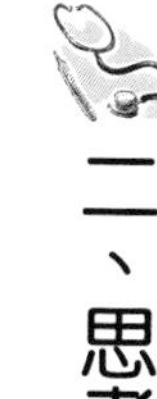

# 二、思考

## （一）不會計算簡單的金額

**關鍵字：迴路異常型的恐慌思考**

**事　件：**

老太太覺得近來老先生好像比以前愛亂花錢的樣子。老太太覺得不可思議的是老先生也沒特地去哪兒或特別買了什麼貴重的東西。另一方面，老先生的口袋裡時常有非常多的零錢。老太太覺得可疑，偷偷地打開老先生的抽屜，零錢多得像一堆小山一樣。

○買東西時自己逐一數錢很麻煩，拿錯了錢也難為情。所以乾脆付一萬圓整鈔，反正對方會正確地找零錢給我，所以不會有問題。

●買東西時付給對方要求的金額就行，這種程度的金額應該能數才對，可是爺爺上了年紀就變得怕麻煩了吧？帶著零錢叮叮噹噹地走也不方便。雖然對我們並無困擾，但是委婉地提醒一下爺爺比較好吧？

**解　說：**

計算錢是由認識貨幣和簡單的思考而成立的。老先生買東西時特意使用高金額紙幣，就是能認識貨幣。

買東西時通常金額的計算是用簡單的思考就能完成的。或許這位老先生在計算途中，老是重複地數同位數的貨幣而無進展，可以想像是陷入迴路異常型的恐慌思考，而不能下判斷。但是老先生知道自己不會數貨幣，也能自己補救不會數貨幣這回事，也有數錯了會難為情的感受，感情也正常運作，因而可以說這位老先生是在健忘初期。

家族要求他做不會做的事情也沒用，老先生自己不會的部分能自己補救，好歹也能買東西，保持靜觀應是正確的應對法。老先生也許正為積存的零錢不能處理而傷腦筋，或者短期記憶有障礙，也許忘了抽屜裡的零錢，所以即使把抽屜裡的零錢處理了，也不必擔心老先生會抱怨。

## （二）不會使用新買或換新的器具

**關鍵字：迴路異常型的恐慌思考**

**事　件：**

老太太家最近因花子的建議，換了中央系統的空調。以前每個房間個別有冷暖器，操作也單純，新設置的空調和以前的比較起來操作稍微變複雜了。

空調設備安裝好以後，廠商對操作法做了說明，老先生馬上能了解，老太太原則上好像也沒問題。但是天冷了，早起的老太太想要開空調，卻不得要領，每次都非叫老先生來操作不可。

老先生跟老太太說：「簡單的操作要記得」，老太太用困擾的表情說：「腦子裡能理解，可是實際要操作卻不得要領。」

○奶奶：「也有明明知道卻不會操作的情形吧。我們家的空調我想操作卻不得要領，摸來摸去就是摸不著頭緒。」爺爺：「慢慢就會記得了，以後早上要開空調時，我也一起來吧。」老先生溫和地這麼說，老太太才放心下來。

●爺爺每天一大早就被奶奶叫起來，好像很傷腦筋。雖然奶奶本來對機器就不在行，不過特別裝了方便的機器了，沒什麼好辦法嗎？

**解說：**

即使大致能理解，實際操作時，卻是：「糟了，不知道下一步該怎麼辦？」老太太的思考就變成迴路異常，變得摸不著頭緒。這是屬於恐慌思考的一種，在混亂期常會出現，在健忘期出現也不稀奇。這位老太太好像沒什麼其他失智症的症狀，所以可考慮是健忘期。

老人對環境的適應範圍變窄，原本就喜歡少變化的生活，罹患失智症後更是如此。在這種狀況下陷入失智症的老人，即使沒有意識到自己患失智症，也會摸索著過和自己的症狀相稱的生活。這位老太太也一樣，環境有變化時因忘記而變得內容不足的思考，無法按照自己的意圖進行，被要求的思考即使很單純，也很容易變成恐慌思考而不知所措。

對一個對未來失去希望和目標的老人來說，保持完全有規律的生活環境是不可能的。因此家人有必要努力繼續提供少變化、熟識的環境。因為即使是出於體貼，只要改變生活環境的話，就有可能引起老人適應的困難。

提供失智症的老人最正確的照護方法是即使處於忘卻中仍能過平穩的生活。

## （三）因迷路而回不了家

**關鍵字：迴路異常型的恐慌思考**

**事　件：**

老先生每天的例行公事就是早晨的散步。散步會增加食欲，對健康有益，所以老太太也認為是非常好的習慣而鼓勵老先生散步。

但是，從今年起老先生每出去散步就回不來，有時讓熟人帶回來，有一次還讓鄰市的警察帶回來。

○雖然不是特地走陌生的路，但一迷失了方向，不知不覺就走入不認識的路而回不了家。

●每天在走的路竟然還會迷失，真奇怪。不認得路的話問問人就得了，爺爺到底怎麼了？得了失智症嗎？

**解說：**

迷路時要從混亂中脫離，有向人問路、跟家人打電話了解自己置身何處，或坐計程車回家等方法，但是患失智症的話，思考就不能朝正確的方向進行，很容易變成恐慌思考，想不出該怎麼辦而陷入混亂無法脫離。

這位老先生腦裡只想著：「迷路了，該怎麼辦？」思考卻不能前進。

有時會因修路或事故，經常走的路不能通行而發生混亂，但這位老先生日常的散步就迷路，有可能從健忘期惡化而進入混亂期，需要援助。

每天的散步確實對健康及擴大日夜節律的振幅都有幫助，可能的話最好能持續下去。但是一旦迷路了，在寒冷的季節裡會有降低體溫的危險性，所以必須找出對策。不過，因為很難有決定性的解決辦法，所以只能幫他掛個容易注意到的名牌，或每天讓他走同樣的路線，以及隨著季節的變化讓他穿具保溫性的服裝。

有家人陪他出門最好，不然的話也許在他置身危險之前，制止他散步。

## （四）穿不適合氣溫的服裝

**關鍵字：迴路異常型的恐慌思考**

**事件：**

天氣驟冷，老太太拜託老先生看家後出門買東西去了。因為好久沒出門，買東買西得多花了一點時間，回到家時看到老先生坐在電視機前好像很冷的樣子，老太太就說：「爺爺，冷的話就得換暖和的衣服啊！」可是老先生只回一聲：「知道了。」卻沒有要換衣服的舉動。

○是覺得冷，但是不曉得該怎麼辦，奶奶雖說：「換衣服啊！」但我不知道要換哪一件，乾脆忍耐一下就算了。

●爺爺是否連冷熱都搞不清楚了？平常我在的話還不要緊，讓他一個人看家恐怕就不行了。

**解　說：**

老先生是知道冷，只是無法判斷冷了該怎麼辦，通常把握冷的現狀以後，朝該怎麼辦的方向思考，如果光是「冷」的思考就已佔領了整個腦部，陷於迴路異常的恐慌思考，就無法下判斷，結果不曉得該怎麼辦，就只好枯坐著，什麼都不做了。

一般人偶然也會出現恐慌思考，而進入健忘期的人頻率就會高出許多，一旦進入混亂期的話頻率更會顯著增加，這位老先生只要求他做單純的判斷就陷於恐慌思考，所以可以說已進入混亂期。

進入混亂期的老人，幾乎都已失去應付環境的能力，所以家人對穿衣、空調等都有必要慇勤地照顧。

老人因為對環境變化的感受性降低，所以冷熱的感覺反應比較慢，加上對氣溫變化的應對能力也下降，所以意外出現低體溫或高體溫，有時甚至會招致生命危險。因此照護者在為他選擇更換衣服時，或調節起居室的空調等，都要對他關懷入微。

## （五）起因於恐慌思考的尿失禁

**關鍵字：迴路異常型的恐慌思考**

**事　件：**

老先生最近失智症惡化，洗澡時就只泡在浴池裡不洗身體，時常要老太太幫他洗。

上廁所好像也忘了必須到洗手間，就在房間的角落或走廊排尿，雖然帶他去洗手間就不成問題，但老太太不管怎麼教，老先生自己都不去洗手間。

○有尿意時想去洗手間，途中停下來，就以為這地方是洗手間了。

●帶他去洗手間的話就不會失禁，所以應該不是來不及而隨地小解。又不可能隨時跟著爺爺，及時帶他去洗手間，真傷腦筋。

**解　說：**

想排尿時有意識到必須去洗手間，感到有尿意時也還能禁尿，只是去洗手間途中迷路了。

這位老先生因已無法正確把握自己家裡的模樣，而形成「不曉得身在何處？想小解，怎麼辦？」的迴路異常，無法進行思考，於是在不知該如何是好的狀態下，無法忍耐而失禁。

連住慣的家的模樣都忘了，而發生恐慌思考，應當是處於混亂期。

當然，教導或叱責都不會有效果，逐一誘導也有困難的話，不妨在身邊安放可移動的簡易便器。

失禁除了由恐慌思考而引起以外，還有諸如沒尿意、來不及上洗手間、不了解上洗手間的意義、或不懂得洗手間是做什麼用的等等而引起。

沒尿意是因為沒有發出尿已積滿膀胱的信號，也就是發信號的傳導路線異常，或接收信號控制排尿的腦機能有障礙而引起。失智症的失禁幾乎都是腦的器質性變化增高，控制排尿的機構發生障礙而失去尿意，所以沒有尿意的尿失禁，表示失智症已進入末期。

沒有膀胱炎或前列腺肥大等疾病的失禁，其主因是內部環境的感受性降低，詳細將在環境的項目裡提起。

沒有要上洗手間排尿的認識，或不知道洗手間是做什麼用的，這是嚴重的記憶脫落，也就是進入癡呆期了。

此外，也有由妄想而發生不適當的排尿行為，這點將在自我的項目裡詳述。

## （六）弄錯穿衣服的順序

**關鍵字：中斷型恐慌思考**

**事　件：**

一早花子看到睡醒的奶奶走出房間，覺得今天奶奶的樣子很奇怪，原來奶奶把內衣穿在外衣上。

花子就跟她說：「奶奶，內衣穿在外衣上不會怪怪的嗎？」可是奶奶好像不在意，就回自己的房間去了。

○我也沒做什麼奇怪的事，還是趕快跟我做早飯吧！

●平常很愛打扮的奶奶內衣穿在外衣上竟然也不在意，真奇怪！而且我提醒她了竟然還漠不關心。這麼說來，前幾天奶奶在長褲外還穿上裙子，還是我制止她的，莫非奶奶已變得不知道洋裝的穿法？

**解　說：**

換衣服幾乎都屬於程序記憶上的日常行為，但是每天不穿同樣的衣服，或隨著季節變換衣服，選擇穿什麼衣服和穿衣服的順序多少需要思考。內衣穿在外衣上，是連完成簡單的日常行為所需要的思考都無法成立，即「不曉得穿衣服的順序」，思考在此停止，形成短路，不得已就「隨便抓到什麼就穿什麼」，結果就內衣穿在外衣上了。

完成日常行為所需要的思考卻陷入這樣的中斷型恐慌思考，可以說已渡過健忘期而進入混亂期。一旦進入混亂期，有時會有將內褲從頭上套的行為，有這種行為的話，對內、外衣已無法認識，能重現的記憶也所剩不多了。

處於混亂期的這位老太太，不只換衣服，應該是生活全盤都需要幫助。

## （七）無法處理工作崗位的事務

**關鍵字：恐慌思考、欠缺內容的思考、進行式的記憶、短期記憶**

**事　件：**

這位父親最近下班回家時顯得精疲力盡的樣子，問他原因，好像公司的工作已無法順利進行。

即使開始寫文件，文章也連貫不起來，想表達什麼也搞不清楚，如果正在寫東西時來了電話，或穿插了其他的事，文件這件事就完全忘光了，寫到中途的文件就停在中途，加上有電話的事也忘了，甚至約定見面也爽約，聽說由客戶來的抱怨不少。

自己發覺工作已無法順利進行，盡力設法解決，結果由於不順利，精神上就疲累不堪了。

○明知上班是每天的例行公事，可是工作不順心，客戶又抱怨，自己也很傷腦筋。

●我們結婚得晚，孩子也還沒有獨立，孩子的爸爸不再繼續工作是不行的。做了多年又不是很困難的工作，體力好像也沒衰退，只要努力的話應該能繼續工作。

**解說：**

文章不能連貫是因記憶脫落，思考不能進行而中斷，不得已形成短路的中斷型恐慌思考，或者由於思考偏頗、變窄的記憶障礙型欠缺內容的思考所寫出來的文件，主旨不明也是沒辦法的。因為電話進來而忘了寫到一半的文件，是起因於進行式的記憶障礙，而忘了接到電話這回事和忘記約定見面的事情，則是起因於短期記憶的障礙。

能理解因為工作不順心而與周圍格格不入，而且對那樣的現狀，感情也能正常地發揮作用，只是精神的疲勞更甚。

進行式的記憶或短期記憶發生障礙，思考變成恐慌思考或欠缺內容的思考，另一方面因為感情幾乎正常地發揮作用，所以這位父親的病期應該是健忘期。

短期記憶出現障礙的話，在公司裡人際關係要保持正常就很難。家人認為不是高難度的工作，體力上也沒障礙，「只要多加油就行了」這種心情是可以理解的。但是短期記憶的障礙並非加油就可克服，所以應該在還沒發生無法彌補的失誤，給他人添麻煩之前，辭去工作，回歸家庭，在家人守護之中，做他能做的工作，才是妥善的安排。

又，這位父親如上班都開車的話，更該馬上制止他。

這種症狀還有需要鑑別的疾病是抑鬱症，抑鬱症以中年期以後為多，而且就像假性癡呆一樣，有時和失智症的症狀很難區別。

抑鬱症也會使能力和意志低落，或降低工作效率，所以有一部分的狀態會像這位父親一樣。

失智症和抑鬱症之不同，在於抑鬱症的症狀比失智症容易發現、在短期間症狀時好時壞的變化大，以及想表明自己的能力低落等。難以區別的例子也很多，因為兩者很明顯地治療方法不同，如果有可疑之處需要接受專門醫師的診斷。

## （八）忘記

**關鍵字：急速型欠缺內容的思考**

**事　件：**

老先生和老太太一起去買東西，買完東西要付錢時老太太說：「糟了，忘了帶錢包。」老先生想要替她付錢時，才發現自己也忘了帶錢包。「我也忘了，怎麼辦？」老先生邊說邊找口袋，找到了信用卡。「買東西用信用卡是沒問題的，不過吃個飯也用信用卡總覺得怪怪的，回家叫個麵吃吧！」老先生邊說邊將信用卡遞給櫃台。

○兩個人都忘了帶錢包，我們都老了吧！以後出門就必須好好確認一下。

●誰都會有忘記的時候，不必太在意，不過，我們不在，你們出門時要小心火燭和鎖門。

**解說：**

因換了手提包和衣服，出門前又匆匆忙忙的。這是常有的行為，在出門時間迫近時，因為有意圖性的思考內容受限定，思考不能達到錢包，原因在急速型欠缺內容的思考上。這種情形的忘記，雖說上了年紀發生頻率較高，但即使年輕人也會發生。這次忘了帶錢包還能圓滿解決，中餐取消在外面吃，這些表現，在思考上都沒有瑕疵，因為忘記錢包的困惑也是普通的感情，所以可以推測這位老先生和老太太都還不算是失智症老人。就像他們家人說的，出門時小心火燭和鎖門應該就沒問題。

## （九）穿不適合場面的服裝

**關鍵字：欠缺內容的思考**

**事　件：**

鄰居的老人突然病死，老太太要去靈前上香，花子看到要出門的老太太的穿著吃了一驚。老太太竟然穿著華麗的服裝要去上香。通常葬禮前晚的「通夜」（靈前守夜）是不能預期而突然發生的，因為是很匆促的（一般日本的「通夜」在逝後一至兩日內舉行），所以即使穿便服也無妨，但是老太太的穿著卻太違背常情了。

這天正好花子在老太太出門之前發覺而免於失禮，往後就有點擔心了。

○對突然傳來的噩耗稍微吃了一驚，只是穿身邊順手能取得的衣服而已，有什麼不對呢？就在近鄰沒關係吧！

●雖說「通夜」和葬禮不同，即使穿便服也不致失禮，不過今天的奶奶好像有點奇怪。

奶奶平時對穿衣服比較講究，到底是怎麼了？

**解說：**

有時間限制，又被要求判斷敏捷，而且這又在自己的思考速度來不及的狀況下，即使普通人也有可能會陷入急速型欠缺內容的思考。這是為了要達到快速判斷的目的，有意識地操作，使導入思考的內容減少而引起的。

這位老太太也因為突發的事故而吃驚，又有時間的限制，以致變成欠缺內容的思考也是沒辦法的，大概這位老太太急著要去「通夜」，上香這個主題都沒列入思考。

這次的事件，姑且不論是急速型或記憶障礙型，原因在於變成欠缺內容的思考，而且不能正確選擇思考內容。因此，往往在選擇取捨時犯錯，就不可能達到正確的判斷。

這位老太太在選擇思考內容時，沒有列入最重要的內容（去的地方是「通夜」），而發生荒唐的錯誤，所以應該是已患了失智症。

因此，往後老太太外出時，衣著都需要家人照料，對老太太諸如「以後要小心」等提醒也往往沒有什麼效果。

## （十）不潔行為

**關鍵字：情緒優先型欠缺內容的思考**

**事　件：**

老太太最近行動不方便，幾乎整天都躺在床上，一感覺有尿意就不能忍耐而馬上排尿，只好包尿片。

起初老太太討厭尿片，大都在排泄之前就取下尿片而弄髒，最近或許已習慣了吧，已不會取下尿片。

但是，最近老太太在排尿或排便之後，自己取下髒尿片藏在床鋪或棉被裡面，弄髒床鋪或棉被，使花子非常困擾。

○身體不能行動自如，包尿片是不得已的事，不過自己的排泄物讓人看到了，我會覺得難為情，而且尿片髒了也不舒服。

●好不容易已不會自己取下尿片，以為總算可以放心了，但是弄髒的尿片藏在床鋪或棉被裡面反而麻煩，不管怎麼說明，奶奶好像都不能理解，該怎麼辦才好？

**解說：**

害羞和不舒服的感情都還正確地起了作用，倒是「下一個動作該怎麼辦」的判斷發生了錯誤。

尿片弄髒了不舒服、讓人看到了會覺得難為情而取下來，擺到別人看不到的地方，到此為止都是以感情為優先的正確思考；可是這以後的思考，諸如該引進「污穢物別弄髒了其他地方」、「要放在讓花子好處理的地方」等思考內容被省略，而形成情緒優先型欠缺內容的思考，以致會有將取下的尿片藏在床鋪或棉被裡的錯誤判斷。這種思考比例上在健忘期比較多，所以這位老太太可以說是在健忘期，不過，「將污穢物擺到棉被裡會弄髒棉被」的基本而單純的思考都不成立，所以或許將它歸類在混亂期比較適當。

失智症老人往往無法將自己的需求用語言做適當的表現，所以照護者如果發現尿片髒了要盡可能趕快幫他換尿片。此外，這位老太太因為尚存一些思考力，所以可以準備一個容易放髒尿片而且不醒目的容器，譬如加蓋的衣籃等，擺在床邊也許就解決了。

不潔行為裡甚至有將大便到處亂塗（塗便）的情形，這大抵是由於排便後不舒服而伸手到內褲或尿片裡，大便沾上手，想擦拭的行為。這種情形，可見對大便不能理解，所以可以考慮是癡呆期。應對方法是排便後盡早處理，此外別無他法。

## （十一）不適場合的言行

**關鍵字：記憶障礙型欠缺內容的思考**

**事　件：**

最近這兩個月街上發生幾件竊盜案，為尋求對策而召開集會，老先生也出席了。當他被徵求發言時除了說「遭小偷很傷腦筋」以外，無法有進一步的發言，就只有聽別人說話的份。老先生自己也覺得不夠充分，卻莫可奈何。

○因為遭小偷很傷腦筋，就坦率地說了，後來講的話內容很難，我不很了解。以後集會還是不參加的好。

●聽出席的人說爺爺好像聽不懂談話的內容，很困擾的樣子。爺爺在家時也有明顯的健忘現象，也許是患了失智症，以後的集會大概就要太郎出席了。

**解　說：**

這位老先生雖然能認識到那個場合是在談有關小偷的話題，但是在進行思考時欠缺必要的內容，以致變成記憶障礙型欠缺內容的思考，能提出的判斷就只有「遭小偷很傷腦筋」而已。

老先生思考的幅度極端地狹窄，鄰居講話的內容也不能理解，雖然患了失智症，不過提出的判斷沒有錯誤，過去家人也沒發現他患了失智症，所以尚可算是健忘初期。

有些患失智症的老人在日常生活裡不會發生不協調的狀況，但一離開日常生活範圍，被要求自己做判斷時，因為發生破綻才暴露出患了失智症。

如這位老先生自己所想的，要出席重要的場面已有困難，需要提出意見的集會就要太郎出席了。

## （十二）收集癖

**關鍵字：記憶障礙型欠缺內容的思考**

**事　件：**

早晨散步是老先生每天的習慣，最近在散步途中，開始從垃圾收集處撿回一些廢棄的電氣用品，或椅子等家具，連小孩的腳踏車也要。與老太太兩人共同生活的家，本來就很狹窄，這下子生活空間都被佔領了，老太太說：「不要老是撿那些壞東西回來，家裡沒地方放了，連外面都擺，行人過路也不方便而且又有異味。」老先生卻說：「都是一些修理後就能用的東西，尤其家具好像不必修理就能用，扔掉多可惜。」還是不停地撿東西回來，因為會發生異味，又阻礙通行，連鄰居都覺得困擾。

○最近的人們不知「惜福」，不只家具，連收音機都還能聽就丟掉，先保管起來，將來也許還能派上用場。

●確實也有還能用的家具，但是那些東西家裡用不著，又不適合送給別人。反而為了保管那些東西，生活空間變窄、又臭、又給鄰居添麻煩，真是得不償失啊！爺爺卻不能了解，真傷腦筋。

**解說：**

由認識垃圾收集處的現狀而開始思考，在思考過程中保管所需要的場所、保管到什麼時候、收集行為影響到周圍、給人添麻煩的要素都沒有列入思考，只將也許還能派上用場等單一方面的要素列入思考，而達到將垃圾帶回家的判斷。由這個判斷起因的行為演變成收集癖，這是思考內容有一部分被省略的記憶障礙型欠缺內容的思考所引起的行為。這類型的思考，是患失智症者在健忘期特有且常會發生的思考。這位老先生因為被指摘也沒有正確的反應，應該是處於健忘期。

有些安養中心的老人，愛收集肥皂、衛生紙，這是把以前物資不足時代的記憶妄想化了的行為，常在混亂期發生。

此外還有類似小孩收集彈珠、玻璃碎片的類退化行為。總之，老人也不是在做壞事，所以不必說服他不要收集，只要設置一個放置場所讓他擺放，估計他已忘記這件事時，再將那些收集物處理掉，應是正確的應對方法。

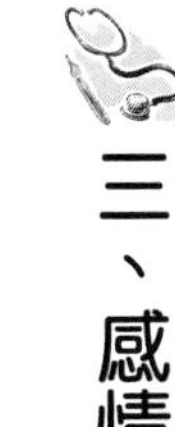

## 三、感情

### （一）無精打彩

**關鍵字：寂寥感、短期記憶**

**事　件：**

老先生在里民活動中心的高齡陶藝教室學習。本來就擅長精緻手藝的老先生，陶藝本事變得非常高明，一直以去陶藝班為樂。但是自今春以來老先生常常缺席，白天的活動量少，總覺得在發呆的時間多。

○最近，即使去陶藝教室，上次老師教了什麼也想不起來，好沒勁。在一起學習的朋友突然走了，更沒意思，真不想去陶藝教室了。反正上了這個年紀，來日已不長，再加油也沒意思，好像活著也沒多大意義。

●爺爺好像無精打彩，去年還幹勁十足地去陶藝教室，現在卻常常缺席，怎麼回事呢？最近連他喜歡的相撲節目都不看，好像也不看報紙了。也許是哪兒不舒服，要帶他去看醫生才好吧？

**解說：**

忘記上回學習的內容是因為短期記憶障礙所引起的，朋友過世，感覺寂寞，是感情的正常運作，這種感情的變化是一般老人進入健忘期時都有的現象。

老化免不了要失去什麼，連續喪失老友的老人感覺寂寞，連氣力都容易失去是很自然的；何況連普通老人都很難找到新目標或任務，患了失智症就更加困難了，自然地就會失去活下去的幹勁而無精打彩了。又，在健忘初期，自己的健忘變嚴重，和周圍的人無法輕鬆地協調，有合不來的自覺，這更會使老人的抑鬱氣氛越來越厲害。所以在盡可能的範圍內幫他找出生活的意義和目標是很重要的，尤其是失智症老人。

對剛開始出現進行式的記憶障礙或短期記憶障礙的老人，日常生活不會有太大的變化，只要提供沒生疏感的生活環境，也就是繼續提供病人熟悉的環境，是最親切的應對方法。

寂寥感是失智症和憂鬱症都會出現的症狀，兩者有容易混淆的病例，必須加以區別。由憂鬱症起因而出現類似失智症的症狀叫假性癡呆。對高齡者來說患憂鬱症並不罕見，但憂鬱症也有些症狀和失智症相似，有時也很難鑑別。

失智症和抑鬱症大致上的不同點在「二、思考」中的「無法處理工作崗位的事務」裡已述說過，高齡期的抑鬱症比肉體上的症狀多，諸如失眠、頭重感、倦怠感、容易有疲勞感等。出現症狀的誘因是發生與生活有密切關連的事情，尤其是喪失的體驗，譬如喪失健康、配偶的死亡是最大的要因。

應該注意的是老年期的憂鬱症有很強的自殺企圖，必須早期接受專科醫師的治療。

## （二）不整理房間

**關鍵字：抑鬱感**

**事　件：**

老太太愛乾淨，稍前老太太的房間一直都整理得很整齊，也掃得一塵不染。

但是，最近身體的狀況看起來並不壞，卻幾乎都不打掃，房間也亂糟糟的，即使家人提醒，她也只說：「不髒！」「麻煩！」就是不打掃也不整理。

○不打掃也不會積多少垃圾，即使有垃圾，生活上也沒什麼困擾，總之麻煩的事就是不想做。

●最近的奶奶好像什麼事都不想做。幾乎都不外出，以前愛打扮的奶奶也變得不修邊幅，偶爾外出也不化粧就出門了。好像精神也不好，是否哪裡不舒服了？

**解說：**

失智症也有由抑鬱症狀出現才被發覺的。感情上顯得意志消沉，那是因為抑制積極的行為，結果就不打掃房間、不愛打扮了。必須注意高齡者的憂鬱症發病也有由與抑鬱症同樣的症狀開始的，而憂鬱症和失智症的共通點是就算斥責、鼓勵、說服都不能奏效。

房間的打掃不妨由家人代勞，如果老人家自動想幫忙的話，就讓她幫忙，出門的事不要勉強勸她，只要營造老人家想出門的氣氛就好了。

這位老太太因為意志消沉而不打掃房間也不化粧，但是，有時並非意志消沉而不打掃房間、不化粧，而是忘了順序，不曉得該怎麼做。對高齡女性來說，掃房間或化粧的順序是長年的習慣，依賴程序記憶學會的，一旦這些事變得不會做的話，就必須考慮是程序記憶發生障礙，也就是已由健忘期來到混亂期了。

## （三）剛講過的事情馬上忘記而生氣

**關鍵字：發怒的感情、瞬間記憶、短期記憶、健忘的自覺**

**事件：**

近午時分，花子跟老先生說：「爺爺來吃飯吧！」老先生回答：「嗯，還不餓，待會兒再吃。」

花子想既然還不餓就再做點其他的事再說，正要著手做時，老先生過來說：「已經是吃中飯的時間了，還沒準備好嗎？」催促著要吃中飯。

花子吃了一驚：「剛才爺爺不是說還不餓，待會兒再吃嗎？」老先生好像很生氣地說：「我肚子餓了，不可能那麼說！」

○我們家的媳婦竟然回嘴誣賴我，真不討人喜歡；午飯的事，只要說：「快準備好了，稍等一下。」就行了，幹嘛這麼不客氣！

●爺爺最近好像變得健忘了，前幾天說要去散步，卻沒有要去的樣子，問他不是要去散步嗎？他卻生氣地說這麼忙還能去嗎？最近電話的口信也不代傳，與朋友約要出門也時常爽約。

**解說：**

和前述的反覆問同樣問題是相同原因引起的。剛說過的事情馬上忘記，是瞬間記憶發生障礙，而忘記傳電話的口信和爽約是由於短期記憶的障礙所引起的。

接電話也因為在應對上沒有問題，所以對方安心地託他傳話，但在放下電話的瞬間，電話的內容和接到電話的事情都忘了，所以不可能給家人傳話。

忘記稍前自己講的事情，卻生氣地說「沒說過那回事」，這是瞬間記憶發生障礙，健忘的自覺消失而且不容易控制感情，也就是理性的機能漸漸轉弱了。

對記憶機能有障礙的老人，要拜託他不要忘記是不可能的，而且對那些將自己忘記的事情擺一邊卻還生氣的老人，即使責備他也無濟於事。

需要應對這種老人的家族，不愉快和氣憤的心情是可以想像的，不妨把它理解成：他是生病才這樣。除了每次都滿足他的要求以外，別無他法。拂逆他的話，就有可能在理性機能減弱、不容易控制感情的老人的怒氣上火上加油。

## （四）為一點小事困惑

**關鍵字：困惑的感情、短期記憶、近時記憶**

**事　件：**

聽說今年秋天的紅葉很漂亮，全家就再次造訪幾年前去過的紅葉名勝地，花子跟老太太說：「奶奶，今年的紅葉比以前來的時候還漂亮。」但老太太想不起來以前來過的事情，姑且說了：「是啊——」卻好像覺得是第一次來的，臉上顯得不可思議。

中午去餐廳吃飯，花子問老太太：「奶奶要吃什麼？」老太太回答：「咖哩飯。」花子跟老太太說：「奶奶昨天也吃咖哩飯，還要吃同樣的嗎？」老太太顯得很困惑的樣子。

○大家都說以前來過，我覺得是第一次看到的景色。被大家說以前來過我就迷糊了。點了咖哩飯，花子卻說昨天也吃了，我沒吃過的印象，我不知要怎麼辦才好？

●特意要帶奶奶四處走走，奶奶卻好像都忘了。忘了的話帶她出去也沒意思。真的，近來奶奶好像很健忘。而且最近奶奶時常講年輕時的事情，最近的事反而不講了。今天雖然模稜兩可地回答了，事實上以前來過的事情根本不記得，大概連前一天才吃過咖哩飯的事情也不記得，今天才會再點咖哩飯吧！

**解說：**

忘記幾年前去過的紅葉名勝地，最近的事也不提，這是近時記憶發生障礙所引起的。而忘記昨天吃過的咖哩飯是由短期記憶發生障礙所引起。這位老太太還殘留的主要記憶只有情節記憶、瞬間記憶、程序記憶而已，可想像是在健忘期的正當中。

老太太完全忘記昨天吃過咖哩飯的事情，今天才會再點咖哩飯。顯出不可思議或困惑的表情是因為雖然沒有忘了的自覺，但是感情幾乎都沒有障礙，理性也沒有喪失的緣故。

即使忘了去看過紅葉的事，出門就是一種刺激，而與家人一起出門能消除老人的孤獨感，並加深與家人的親近感，享受家庭的溫暖，所以只要不增加老人負擔的前提下，帶他出門是值得獎勵的。但帶老人外出時必須特別考量，若無其事地暗中彌補他的健忘症。

## （五）因為不曉得洗澡的順序而拒絕洗澡

**關鍵字：困惑的感情、程序記憶、恐慌思考**

**事　件：**

最近老先生失智症惡化，連吃飯都要老太太逐一指示步驟才會吃。不但這樣，本來喜歡洗澡的老先生雖然洗澡的要領不很好，只要催促，他還會一個人去洗。

但是，近來老太太即使勸他去洗澡，老先生不是說：「今天冷，明天再洗。」就是說：「有點感冒。」就是不肯起身，勉強他的話還會發脾氣。

老太太很傷腦筋，即使讓花子帶老先生去浴室，老先生自己也不脫衣服，只呆呆地站著。

○肚子餓了就非吃飯不可，但是去了浴室也不曉得該怎麼辦，又覺麻煩，所以不想洗澡。

●爺爺好像已經忘了該怎麼洗澡，也許浴室是做什麼用的也搞不清楚了呢！早上洗臉時沒一一指示就不會洗。也許連「不洗澡是不乾淨」的意識也消失了。

**解　說：**

失智症惡化至混亂期時，洗澡這句話的意思從記憶裡消失，而發生對洗澡這件事不能理解的情形，而且許多記憶也消失，由於思考內容不足就容意陷入恐慌思考，所以去浴室了卻不曉得該怎麼辦。

因入浴的順序簡單，以程序記憶為內容的簡單思考應該能完成，若程序記憶消失的話，變成思考無法向前進行的思考中斷型恐慌思考，或思考團團轉的異常迴路型恐慌思考，就無法以行為來表現了。

失智症老人即使到了這種地步，感情機能的障礙並不很大，不知為什麼，總之卻有困惑的自覺，為了避免困惑而發生不洗澡的情形。我認為這種行為也許是失智症老人僅存的智慧在發生作用，是迴避自己困惑的自衛行為。

洗澡這句話的意思從記憶裡消失，與小孩被帶到醫院時，因不能理解會被要求做什麼，感到恐怖而哭泣一樣，搞不清狀況地被帶到浴室脫光衣服，當然會發脾氣囉！所以要應對這樣的狀況稍有困難。勸老先生去洗澡時，不妨讓他看香皂、毛巾，或刷洗動作等，讓洗澡的影像再度浮現他的腦海裡，如此或許能期待一點效果。

至於不了解洗澡順序的話，就像吃飯一樣，由家人將每一個動作依順序簡單明瞭地指示就行了。

但除了這個理由而拒絕洗澡以外，本來就討厭洗澡的老人，有的因失智症而喪失乾不乾淨的觀念，就更加討厭洗澡了。老人常因抑鬱而產生行動的急遽減退或健康狀態不良。動作不敏捷的老人被催促快速行為而感覺害怕的情形也很多。過去在浴室有過這種經驗的話，就會有拒絕洗澡的情形。此外，譬如在養老院中因擔心被脫衣服會受危害，或擔心衣服被偷而拒絕洗澡的老人也時有所聞。

討厭洗澡的老人，以洗完澡後有好喝的飲料等來引誘他洗澡也是一個辦法，不過，上了年紀，不愛洗澡的傾向越強，也許很難解決。總之對老人說：「太髒了，去洗澡。」來強迫他洗澡，只會激起他排斥的心理而已，要避免才好。

抑鬱對老人來說並不稀奇。觀察老人的日常生活就多少能了解他是否處於抑鬱狀態，如處於抑鬱狀態就不要勉強他，等他想洗澡時再讓他去洗就好了。

偶然就只那一天不想洗澡的話，有可能是健康狀態不好。必要查看是否有發燒、肚子痛或拉肚子。

在養老院中因擔心被脫了衣服會受危害，或擔心衣服被偷等理由而拒絕洗澡，是被害妄想或被偷妄想。妄想是有原因的，如擔任照護的人正好是他妄想的對象的話，那就換個照護者吧。

## （六）性騷擾

### 關鍵字：感情的抑制障礙

**事　件：**

老先生雖然身體很強壯，但健忘惡化，家人也發覺他患了失智症。最近，老先生從背後抱住花子，或想撫摸她的胸部。花子若無其事地虛應一番才得以平安無事，但老先生健壯又有腕力，花子很擔心。尤其這種行為只在其他家人都外出，只剩老先生和花子兩人在家時才發生，所以花子認為老先生一定知道這種行為不妥而明知故犯，就把這件事告訴太郎，要太郎注意老先生。

太郎對老先生說：「爺爺，花子是我的妻子，不可戲弄花子啊！」爺爺說：「我才不會做那種事，我當然知道花子是你的妻子。」而否定花子的控訴。

○我那話兒還很管用，再說看到年輕漂亮的女人不想那事兒才怪。但是花子是媳婦，也許我做了不該做的事了。

●爺爺精力充沛是好事，但好色是不行的。家人都不在，只剩爺爺和花子兩人在家時才那樣做，責問他卻否認，似乎是明知故犯。看樣子身體還很健壯，不論如何白天都只剩爺爺和花子兩人在家，很難解決，怎麼辦才好？

**解說：**

老先生雖處於失智症的健忘期，不過還能認識花子是兒媳婦。年輕漂亮的女人在身旁會挑起性欲，或許是男人的本性，但通常如果還認識對方是兒媳婦，是不會發生那種感情的。即使發生那種感情，理性也能起抑制作用才對。

這位老先生是感情的抑制有障礙，雖然將感覺到的事情表現在行為上，但感情的方向並沒有極端歪曲。

否認被太郎注意的事情，是對自己不當的行為有所認識，至少還保有某種程度的思考能力。

老先生抑制感情的理性雖不太起作用，但是，比較起來也保持包括短期記憶在內的記憶，思考的障礙好像也還小，所以可以說是處於健忘期。如果花子是兒媳婦的認識也消失的話，就是對人物的判斷有很大的障礙，就屬於混亂期以後的時期了。

這樣的行為就像小孩明知會挨罵，還是會想摸媽媽的乳房一樣，是類退化行為的一種。另一種可考慮的是老先生對花子表現親愛之情的行為。總之表現在行動上就是感情的抑制有障礙。

對應法是花子不要穿會勾起老先生性慾的花俏衣服，也不要傷害他的自尊心。不過老先生的思考還沒有問題，所以要用毅然的態度來對待比較好。但這種例子，並沒有要求性行為，也沒有實際發生性關係，所以也沒必要過度反應。如果能判斷這只是類退化行為，或表現親愛之情的行為的話，就像花子一樣若無其事地虛應一下就足夠了。

女性上年紀以後，通常都是尋求精神上的愛，所以女性從行動上表現出性騷擾行為的例子幾乎未曾有過。

調查結果顯示，男性有配偶者一個月有一次以上的性行為的比例，六十歲左右的男性有百分之五十，七十歲左右的有百分之三十，八十歲左右的有百分之十，而失智症老人不能尋求性欲的昇華，也無抑制能力，所以不管他幾歲，都可能會有性騷擾的行為。

## （七）抵抗照護

**關鍵字：排斥的感情、保持自我平衡的機能**

**事　件：**

老太太從年輕時就很活潑，擔任地區婦女部部長等，一直都很照顧他人，但是這幾年健忘加劇，連換衣服、洗澡都有困難。

花子長年陪伴老太太，知道她雖喜歡照顧他人，卻討厭受他人照顧的性格，所以盡可能不插手。但眼看老太太換衣服、洗澡、上廁所等有困難時，也無法佯裝不知道而想要幫忙，每次老太太都以惡劣的表情甩開或大聲叫。

花子又不能不照顧老太太，可是一插手幫忙，老太太就生氣，不知道該怎麼辦才好？

○過去一直在教花子家事或與鄰居相處的道理，現在卻要花子來照顧我，我的自尊心不能允許。即使這麼說，往後自己漸漸都不會做了，到底會變成怎麼樣？或許除了讓花子照顧外別無他法，真討厭。

●奶奶自己做不來，想要幫她忙，她就生氣，很傷腦筋。過去我們很受奶奶照顧，現在輪到我們來照顧奶奶了。奶奶一直是個很努力奮鬥的人，對別人是盡力幫忙，可是卻不喜歡受他人幫忙，患了失智症個性也不會變吧？

**解說：**

老太太知道自己身體不聽使喚，往後非讓花子照顧不可，但是過去自己佔優勢，現在與花子的關係逆轉，在感情上不能接受。

這樣的現象，感情在方向上並沒有錯，思考在基本上也沒有齟齬，所以是失智症初期，也就是健忘期常有的現象。

擅長照顧別人，但卻不善於受照顧，這類型的人一旦處於受照護的立場時，往往不能老實地接受，而會抵抗，又會感覺處在這種立場的自己可憐而變得悲觀。

比起照顧別人，以往受照顧較多的這類型的人，即使自己處於受照護的立場，會認為那是迫不得已而老實地接受，對照顧的人只會感謝絕不會抵抗。這是認老或不認老的類型不同的地方。

不認老這類型的人，在不得不承認自己已老時，情緒低落，容易心理失衡。因而這類型的人，自己的保持自我平衡機能起作用，會以抵抗照護行為來發洩情緒，以保持心理平衡，也有以拒絕照護的形態來表現的事例。總之，對抵抗照護的老人，盡可能別打擾他反而是聰明的辦法。因為等到他真正有困難時，再伸出援手的話，被接受的可能性比較大。

失智症惡化進入混亂期時的思考，因為以恐慌思考為主體，感情也不朝正確的方向起作用，所以不會發生討厭自己失去優勢、討厭接受照顧的思考或感情。從而混亂期之後的拒絕照護，往往是照護者的行為讓他疼痛或痛苦所致。

## （八）言行粗暴

**關鍵字：反抗性的感情、保持自我平衡的機能**

**事　件：**

老先生患了失智症以後，連吃飯、洗臉、洗澡等日常行為都明顯地變得不對勁。因為看得出來老先生做不好，老太太就一一指示：「洗手。」「洗澡要抹肥皂。」「不要光吃白飯，也要吃菜。」大致上老先生都會聽從指示，但是有時對老太太的指示會反抗、大叫，甚至想出手打人。

○最近的奶奶老是對我「做這個、做那個」頤指氣使，我即使有些事情做不好，自己的事情自己還能做，希望奶奶不要老是指示得令人煩。

●爺爺變得自己什麼也不會做，教他做還生氣、反抗，真是傷腦筋。要是溫順聽從的話，還能討人喜歡呢！

**解說：**

這也是反抗照護的一種，老太太在教老先生，老先生卻感到受指使而生氣。因為老先生連簡單的日常行為都有問題，可以說已進入混亂期，不過自尊心受傷害的感情上，理性的機能即使有問題，在方向性上還正確的起作用。

失智症老人即使日常生活不能隨心所欲，卻有不少案例還持有相當的自尊心。

失智症老人的言行是老人本來的性格的投影。由老化引起的失智症和由腦血管障礙所引起的失智症相反，雖然自己本來的性格會漸漸減弱，但失智症是在年齡增長的過程裡發生的，所以應該不會急遽改變本來的性格，投影在失智症的症狀裡是自然的。

不認老這類型的人不能隨心所欲時就會產生焦躁的感情而變得容易生氣。而認老這類型的人即使不能隨心所欲，但會認為是年紀大了，這也是莫可奈何的事，可以說是想得開，受指示時也大都會溫順地聽從。

因而對照護者來說，認老這類型比較容易照護。但是想抗老的心情也可以理解，所以對本人來說哪一種類型比較好，或許不是簡單就能決定的問題。

這個例子的老太太說是在教老先生，大概問題出在用命令語氣。特別是過去沒讓老太太命令過，這種命令語氣有可能讓老先生產生憤怒的感情。同樣是指示，用拜託的語氣，譬如不要說：「不要光吃白飯，也要吃菜。」而改說：「菜剩下來就不好處理，吃菜吧！」這樣的話也許老先生就不會產生憤怒的感情。

日常生活中如果全都用命令語氣，會形成壓力，導致心理不平衡，那時保持自我平衡的機能就會起作用，而以粗暴的言行來做發洩。這種場合的粗暴言行原因都出在命令語氣，所以在應對方法上，可以改用拜託的語氣來指示並觀察狀況。

標題雖用「言行粗暴」來形容，實際上由失智症老人的粗暴行為而危害照護者的事情幾乎未曾有過。

## （九）失智症的告知

**關鍵字：沮喪**

**事　件：**

老先生最近感覺到自己的健忘更嚴重了，大概是擔心得了失智症，說要去醫院做檢查，家人也都贊成了。不過花子不放心老先生一個人去，就陪他上醫院。

在醫院看完病，並做了全身的檢查後，主治醫生跟老先生說明病狀：「您的健忘是由失智症引起的。現在是初期還有判斷力，所以往後的事情或財產的處理最好趁現在跟家人交代清楚。」

聽了這樣的說明，老先生很堅強地回答說：「知道了，我會這麼做。」不過在旁邊的花子很明顯地看出老先生的沮喪，覺得老先生很可憐。

○果如所料是患了失智症，將來的自己可以想像得出來，什麼都不想做了。

●爺爺發現到自己健忘，可是好像想不到會患失智症。去醫院事實上可能只是想確認一下並不是失智症而已。被醫生告知的瞬間，臉色都變了。從此沒有食欲，每天也不去散步了。醫生跟我們實說倒是沒關係，可是對本人只要跟他說：「上了年紀不管誰都會健忘，沒問題，提起精神來！」就沒事了。我們以後要怎麼應對才好呢？可能會很辣手。

**解　說：**

老先生屬健忘初期，現在理解力、感情都幾乎沒障礙。這樣的狀態下被告知患失智症而沮喪並喪失意志是理所當然的，往後老先生要重建情緒是極為困難的，而應對的家人也一定會很吃力。

不管是為了老先生或家人，我也認為不該告訴老先生實際的病狀。

近幾年來社會上強調知道真相的權利等等，連惡性腫瘤等不治之症也都告知本人。將一切病情告知本人，這牽涉到日本人的宗教觀，我仍抱持若干疑點；而失智症的告知卻有更多的問題。

在失智症初期還有理解能力時，一旦被宣告患失智症的話，就好像被人宣告：「你的思考、判斷並不正確。」從此，還能繼續保有自己的意志或主張的勇氣嗎？到最後，過著一邊抱著疑問，一邊與進行中的健忘搏鬥的生活，心情怎麼可能開朗呢？確實如主治醫所說的，也有諸如處理財產的問題，但是我認為由於被告知而招致的「害」要遠遠超過所得到的「利」。

不是所有的醫療機構都會告知，但是對失智症的告知確實需要更加慎重。

## 四、自我

### （一）白日夢

**關鍵字：保持自我平衡的機能**

**事　件：**

長年臥病在床的老太太走了，盡心盡力照料她的老先生顯得非常沮喪。花子擔心老先生，很和氣地對待他，可是老先生就是開朗不起來。最近常常坐在走廊的椅子上發呆，花子招呼他，他往往一副受驚的神情。

○奶奶走了，我感到非常寂寞，不管怎樣就是會想起奶奶還健在時的事情。這樣靜靜地坐著就好像回到過去而心平氣和起來。

●奶奶過世後，爺爺常發呆。寂寞是難免的，希望爺爺能打起精神來，當然，也許時間是最好的治療劑。

**解　說：**

也許對老先生來說，照護老太太才有生存的價值。老太太走了，生存的意義也就沒有了，由寂寥感增加的壓力讓老先生逐漸失去心理的平衡。所以保持自我平衡的機能就以回憶做發洩，來解除壓力。

如果老先生的回憶破壞內在認識機能的牆壁，往無意識方向移動，進入由破壞牆壁而形成的混合世界的話就變成妄想。但是這位老先生只坐在走廊的椅子上一動也不動，花子招呼他，就簡單地回到現實來，所以回憶只是稍微移向無意識的方向，認識機能的牆壁並沒破壞，因而沒形成混合世界。也就是說他處於「白日夢」的狀態。

沉浸在白日夢的以老人居多，但做白日夢不拘老幼，當然也不限於患失智症者。這位老先生可以說只是普通的老人。

沉浸在白日夢中的老先生，可以擺脫寂寞。所以應對法就是像花子般溫和地對待，如家人所說：「時間是最好的治療劑。」

## （二）每隔數分鐘就要如廁

**關鍵字：保持自我平衡的機能**

**事　件：**

最近的老先生健忘惡化，心情抑鬱，沒精神。自己也說：「每天除了吃就是睡，無所事事，活著也沒意義。」有一天突然每隔數分鐘就要求帶他上廁所。花子每次都帶行動不便的老先生去洗手間，但是幾乎每次都沒有排尿。花子很擔心，便帶老先生去醫院。不過泌尿科方面並無異狀，醫生說可能是精神性的症狀。花子傷透腦筋，勸老先生使用尿片，卻得不到老先生的同意。

○除了寂寞以外也沒有其他可以想的事，就想去廁所，而且沒看到花子就會擔心。

●對爺爺的尿意真是傷腦筋，醫院卻說正常，該如何是好？要是肯用尿片就好了。

**解說：**

老先生無所事事，也許神經都集中到上廁所的事，再加上健忘或體力衰退，因而感受不到存在的價值，而造成情緒不安，這樣就有可能危害到精神的平衡。因此啟動保持自我平衡的機能，而以要求花子帶他上廁所做發洩，來解除壓力。

如果說那樣的不安或寂寞是引起這種行為的原因的話，可以判斷老先生是在健忘期。因為如已進入混亂期，就不會有這些心情的變化了。

像這樣屢次要求上廁所的應對，有時不能確定原因就比較困難。不過他想上廁所時，如果沒馬上應對，會增加他的不安，所以為了讓他有安心感，有必要盡可能趕緊應對。

基本上老先生感歎寂寞或沒有存在感，所以家人盡可能與他保持密切的關係，此外，可以幫他找個小任務去做，讓他感覺到活得有意義。

## （三）東西被偷妄想

**關鍵字：妄想**

**事　件：**

老太太最近健忘惡化，特別是自己的錢包和存摺，老是忘記擺放在哪裡。而且不說自己忘了，卻歸咎說：「花子拿走了。」「花子藏起來了。」前幾天又大吵錢包不見了，還以陰森可怕的臉色追問花子：「錢藏到哪裡去了？」花子當然摸不著頭緒，只能說：「不知道。」可是老太太不相信。沒辦法，花子只好一起找，最後在棉被裡找到錢包。花子一邊說：「看吧！錢包就在奶奶的棉被裡，奶奶把錢包忘在棉被裡了。」一邊將錢包交還給老太太時，老太太卻惡狠狠地說：「果真是花子藏的，自己藏的當然找得到。」

○以前，什麼事都是我在指揮，最近花子卻藉口我什麼都不會，而裝模做樣地指使這個、指使那個的，真叫人受不了。錢包的事本來也是衝著我，故意惹我生氣的，還說我忘在棉被裡，我想她一定是打算在我不注意時偷我的錢包。

●最近的奶奶好像健忘惡化了，雖然這也是莫可奈何的事，不過自己忘了卻要怪我，真傷腦筋。奶奶老是說是我偷的、我藏的，但是她應該知道我是不會做那種事的，難道是她恨我，故意說些惹我生氣的話嗎？一想到往後就心情沉重。

**解　說：**

總括起來，這叫做「被偷妄想」，實際上又分為妄想和編造假話兩種。妄想的話，需要述說若干複雜的幻想；而編造假話，則需要某種述說道理的能力。在混亂期或癡呆期的話，兩者能力上都有困難，所以這幾乎都是在健忘期才會有的現象。兩者都小題大作，也都有特定的攻擊對象，而且堅信自己的言行，這些特徵都一樣。

**（1）妄想**

為了不要讓自己重要的錢包被偷而將錢包藏起來，但是卻忘了藏的地方，而且連「忘了藏的地方」這件事也忘了。「我的錢包不見了，或許是被誰偷了」的思考（到此為止是幻想），變成：「會是誰？對了，一定是花子。」堅信是花子所偷（在此將不可能的幻想，堅信為現實就是妄想），而表現出責備花子的行為。

又，這樣的妄想，「忘了藏的地方，該如何是好？」的思考，因內容不足導致思考不能進行（中斷型恐慌思考），不得已而形成思考武斷，直接超越到「也許是花子幹的」這種現實上不可能會發生的思考（幻想），然後也有可能從幻想變成堅信「一定是花子幹的」（妄想）的情形。

### （2）編造假話

為了不要讓自己重要的錢包被偷而將錢包藏起來，但是卻忘了藏的地方，到此為止和妄想的情況相同，但是編造假話和妄想不同，對忘記藏的地方有自覺，只是自己忘記的事情不願意讓人知道，或者，利用忘記藏的地方來責備花子吧！在這種意志的前提下責備花子是屬於編造假話。

妄想和編造假話，不論有沒有自覺，老太太對花子懷有敵意是沒錯的。但是，妄想的話，由「不見了，怎麼辦？」出發，剛開始並沒有積極攻擊花子的意思，在思考途中只憑偶然的想法而讓花子變成攻擊的目標，和不願意讓人知道自己忘記事情的情形不同；以花子做攻擊目標而編造假話，則是由「忘記了，好吧！就攻擊花子吧！」出發，從意識到「忘記了」這時間點起，積極攻擊花子的意思就起了作用。

但是由他人來區別這樣的行為是妄想還是編造假話是不可能的。只能問本人對忘記隱藏場所的事情是否有認識，不過，當事人不會說出「其實是自己忘了卻怪罪花子」的事實。因此事實上無法區別妄想和編造假話，所以只好都將它歸納為妄想。

這種場合的編造假話有可能是為了填補自己記憶的欠缺，讓事情合乎邏輯。剛開始即使是編造假話，但慢慢地會將假話信以為真，這就是妄想。可以說幾乎所有編造的假話，到時都會轉化成妄想。

總之，鎖定特定的目標而攻擊的行為，與老人周遭的環境、本來的性格與性別有關。

與環境有關的被偷妄想是老人的生活與周圍不協調，處於潛在性的欠缺精神安定的狀態，然後以被偷妄想來做發洩，以發散壓力與修復心理的不平衡（保持自我平衡的機能）。

在性格上，不認輸、不能坦率認老的老人容易引起這樣的行為。不能接受自己年齡漸長、能力降低的事實，也不能容忍過去的自己與媳婦的立場逆轉的狀況，而將佔上優勢的媳婦當作攻擊對象，以被偷妄想表現出來。

在性別上，陷入被偷妄想的女性壓倒性地多。雖說是妄想，鎖定對象攻擊也需要精力。女性即使上了年紀也還保有精力的人很多，大多數的男性上了年記就不如女性保有那麼多精力。同樣是妄想，因為保有精力的不同，所以又區別為女性的被偷妄想和男性的嫉妒妄想。

對於頑強的被偷妄想很難應對，即使一起找而找到的話，也會像這位老太太一樣，認為：「因為是你偷的才會找得到。」所以可以讓她使用像金庫這一類能簡單存入和取出的東西，至於有意識攻擊特定對象的話，那就沒辦法讓她信服了。

容易陷入被偷妄想的要素裡面，老人本來的性格和性別都無法改變，不過，周圍的環境可以改變，努力讓他處於舒適、恬靜、向陽的環境是有必要的。

鎖定攻擊對象時，能替換照護者最好，但是一般的家庭幾乎都是不可能的。無論如何都無法解決時，只好考慮安排進入照護中心，由外人來照護，外人與老人的身分無上下關係，較不會成為攻擊的對象。

又，在日本佔很高比率的「被偷妄想」，在美國則很少。這是因為美國老夫婦很少與媳婦同住，所以被偷妄想是由於日本與美國外部環境不同所產生的現象。

## （四）嫉妒妄想

**關鍵字：妄想**

**事　件：**

老先生最近這幾年自己幾乎都不說要外出，而不曉得是不是老太太不在就寂寞了，反正就是不喜歡老太太外出，連去社區活動中心學繪畫，他也要找理由不讓老太太去。最近這個傾向更激烈了，連老太太上超市買東西都口出怨言。

兩人在一起時，老先生竟然搬出結婚前老太太的男性友人來，無中生有地責備老太太，或者一直很受關照的花匠來時，老先生竟然說：「在院子裡竊竊私語個什麼？」等荒唐的話，使老太太驚訝。

○最近好像身體變弱，氣力也大不如前，奶奶可真有精神，好像老是出門，在外面到底幹些什麼？說不定把我當成累贅了哩！

●近來爺爺老是跟我糾纏不休，想要出去一下，卻又吩咐拿這個、拿那個的，問這個怎麼了、那個怎麼了，嘮叨個沒完沒了的，真叫人厭煩。

**解說：**

老先生自覺精力衰退，可是因為老太太還精力充沛，就想像著：「奶奶還幹勁十足，也許想要有一番作為。」（到此為止是想像）接下來就心想：「我一定很累贅，我可能會被遺棄。」在此老先生的腦裡就會浮現令人難以置信的事情，也就是說變成在幻想。幻想突破內在認識機能的牆壁，移向無意識這邊，進入混合的世界，如果老先生堅信：「奶奶還想要有一番作為，我是累贅，我一定會被遺棄。」就成為妄想，這樣的妄想叫「被遺棄妄想」。

又，老先生在腦海裡浮現「被奶奶遺棄」的想法時，有「現實上不可能發生這種事情」的認識，而想要否定被遺棄的想法卻否定不了，這個想法無論如何都無法從腦海裡消除的話，就成為強迫性的思考了。

由於在工作上或家庭裡的任務都沒有了，於是對自己的存在感持有疑問，而且是處於幾乎都沒有優勢的狀態下，唯一能繼續保持優勢的對象也許只剩下「妻子」而已。

而不想離開最後僅存能保持優勢的對象（妻子），這是產生嫉妒妄想和被遺棄妄想的來源。這種丈夫比妻子有優勢的現象也僅存於現在已是老人的年代吧？將來的嫉妒妄想會變成什麼形態也就不得而知了。

妄想的起源來自幻想，而嫉妒妄想和被遺棄妄想都是情節略微複雜的幻想，當失智症惡化後，這種幻想能力就喪失了。因而嫉妒妄想或被遺棄妄想的病期，並不是在混亂期或癡呆期，而是與被偷妄想一樣，主要在健忘期。

嫉妒妄想是將對方「緊抓不放」，並不是要主張自我，所以在性格上，依賴心強，或缺乏自立的人多屬於這一類的妄想。

一個人一旦被意志消沉、不開朗的人糾纏不休的話，格外覺得厭煩，就會想逃避對方，這是人之常情。這樣就會形成惡性循環，讓失智症患者變得更加緊迫盯人。如果可能的話，可以利用日間照護，即使是短時間性的，能暫時離開妄想者，或許能讓他的心情變得安詳，不過，實際上妄想者大都不能接受暫時離開妄想對象。

這種妄想是對被妄想的對象抱持劣等感，而且因自己喪失生活能力而產生不安與寂寞感，而使妄想增強的。所以可以陪他去諸如購物中心等，不會有妨礙的地方，盡可能多保持關係，緩和他的不安感；或找個任務給他，讓他轉換心情是很重要的。

## （五）執拗地訴說身體不適

**關鍵字：疑病妄想**

**事　件：**

花子因為孩子已不必照顧了，幾個月前開始去打工，白天就只有老太太看家。到目前為止還沒生過什麼病的老太太最近幾乎每天都說這裡疼、那裡疼的，神色不開朗。花子很擔心，特地請假帶老太太去醫院。可是醫生做了各種檢查以後說一切正常，不用擔心。不過老太太好像認為一定是惡性疾病藏在醫生找不到的地方，症狀都沒有改善。

○白天一個人無所事事，我在考慮往後每天要做什麼事好過日子。可是聽說上了年紀，惡性疾病就增多，身體也逐漸衰弱，一想到這兒，就有頭或哪兒痛起來的感覺。

●雖然奶奶自己說是生病，但醫院已做了充分的檢查，哪兒都沒毛病，留沒精神的奶奶一個人在家，我（花子）去上班也很猶豫，該如何是好？

**解　說：**

身體的小變化應該是重大疾病引起的，抱著這個疑問（想像），「真的生病了怎麼辦」的想法在腦裡異常膨脹，（在此想像轉化成幻想），突破內在認識機能的牆壁往無意識的方向移動，進入混合世界，而堅信自己一定是罹患了重大疾病的現象（妄想），這種現象叫做疑病妄想（癔病症）。本來神經質又好操心的人容易陷入這種狀態，但情緒低落患憂鬱症的人，也有這種現象。疑病妄想所訴求的症狀大都以頭痛、腰痛、倦怠感、心悸亢進等身體方面的症狀為主，較少精神上的不適。

老人的疑病妄想有時是因為無法適切地表現自己的寂寞或孤獨感而產生的代償症狀，但是本人不一定能意識到自己的寂寞或孤獨感。

這位老太太出現這種症狀，正是從花子開始去打工後，一個人看家才出現的。妄想是回憶或幻想，突破內在認識機能的牆壁，往無意識的方向移動，進入混合世界而產生的，疑病妄想也需要相當的幻想能力，所以幾乎所有的疑病妄想都只到健忘期為止。

以不是生病來說服，很難取得她的信服，應對法是如何消除她的寂寞或孤獨感，使老人保持存在感。

照護者如果認為：「沒什麼大不了，只是任性而已。」那麼老人的疏離感或不滿就會加大，症狀也會增強。所以，明確地表示親密的態度是很重要的。

對老人來說，家人的溫和與親切能給他安心的感覺，此外在老人能做的範圍內，給他任務，他就會覺得活著有意義，這樣才有可能消除疑病妄想。

## （六）起因於妄想的拒絕洗澡

**關鍵字：妄想**

**事　件：**

大約從半年前起，老先生好像去洗澡時都心神不定，慌慌張張地從浴室出來。最近即使老太太叫他去洗澡，他也變得不想去，勉強催促的話他就發脾氣。

○這幾年日本和國外都頻頻發生地震，那一年中越地震時，聽說有人正在洗澡，那個人嚇壞了。我真擔心，如果發生地震時我正在洗澡的話，那該怎麼辦，我看還是不要洗澡好了。

●爺爺最近雖然健忘稍微惡化，可是健康狀態看起來還不錯。他本來很喜歡洗澡的，最近到底是怎麼了呢？

**解　說：**

最近確實地震多，報導也顯得過熱，所以會想到：「正在洗澡的時候，如果發生地震就糟了。」這種事情浮現腦裡，就是幻想，不管誰都有可能發生。但是這種幻想，如果轉變成堅信「自己在洗澡時一定會發生地震」的話就是妄想，是廣義的被迫害妄想。

同樣的思考類型，有人強烈地認為自己搭的飛機會墜落而不搭飛機，但是大概還沒達到堅信的地步，僅止於幻想，而沒有化為妄想，這與失智症無關。

老人，特別是患失智症的老人，自我的內在認識機能的牆壁變得脆弱，很容易將「幾乎不會發生的」擔心的事（幻想），轉變為堅信「一定會發生，沒錯」（妄想）。

這位老先生，家人雖對他有健忘惡化的認識，但他的幻想是有道理的，所以是屬於失智症的初期，也就是還在健忘期。

這種情形，獨自一人會增加不安，所以洗澡也需要人和他一起洗，問題就可以解決了。

在養老院洗澡時，脫下來的衣服被偷了怎麼辦？衣服被脫光，被施暴力怎麼辦？等等都是同一類的思考類型。這樣的情形，如果妄想的對象是同一人，那就將擔任照護的人換為老人信得過的人，最有效果。沒辦法換人照護時，將脫下來的衣服一直放在老人的視野裡面，照護者一邊考量對方的羞恥心，一邊經常保持在老人的面前，不要離開老人的視野，這樣情況或許會改善。

## （七）起因於妄想的異常排尿行為

**關鍵字：妄想**

**事　件：**

最近老先生健忘惡化，舉凡洗澡、洗臉、吃飯等日常行為都需要幫忙，特別傷腦筋的是老先生屢次在廁所以外的地方小解，位置大致都固定在走廊的角落。但是不管老太太怎麼教他，老先生就是不聽。

○奶奶拿反常的事情跟我發牢騷，我不可能搞錯廁所，一定是奶奶記錯了，真傷腦筋。

●爺爺患失智症了，也許這是沒辦法的，即使教他也不聽，說重了又要發脾氣，真是無可奈何。平時又照樣能上廁所，真不可思議。

**解　說：**

從現在追溯過去，某個一定期間的記憶消失的話，會將以前殘留下來的過去，誤認為現在。譬如由現在追溯過去三十年的記憶消失的話，超越時空將現在認定為三十年前，就將三十年前住家的廁所的位置誤認為現在住家廁所的位置。這位老先生小解的地方固定在走廊的角落，就有可能是這種狀況。但是，因為消失了三十年的記憶不容易恢復，所以應該會每次都在走廊小解。但這位老先生平常會去廁所小解，並不是每次都去走廊的角落小解，所以應該不是因記憶脫落所引起的行為。

老人懷念以前自己精力充沛的時候，而耽於回憶的情形很常見。而且失智症老人因為自我的內在認識機能變得脆弱，很容易由回憶轉化成妄想。

這位老先生的情形，很有可能是由回憶轉化成妄想，而引起的異常行為。在老先生的回憶裡，大概是以前住家廁所就在走廊的角落吧！轉化成妄想的回憶，對老人來說就變成現實，因此以前住過的家就變成現在的家，以前住家廁所的位置就變成現在的住家廁所的位置。

失智症老人也不是每天都耽於回憶，平時能認識現在住家廁所的位置，只有在回憶轉化成妄想時，才會誤認走廊的角落為廁所，而有排尿行為。

妄想是幻想或回憶轉化而產生的，基本上需要有幻想或回憶的能力，但是幻想或回憶在混亂期以後也只限於單純的情節。在不適當的場所排尿正是單純行為，這位老先生連洗臉、洗澡、吃飯等都需要幫忙，所以可以說他已越過健忘期而進入混亂期了。

妄想時的行為處於半無意識狀態，並堅信不疑，所以說服是沒有效果的。

老人耽於回憶，常發生在不適應周圍的環境時，有時也會以回憶發洩壓力，以保持心理平衡。總之，老人只要不耽於回憶就不會陷入妄想，所以做為照護者，給老人不懷念過去、不耽於回憶的舒適又可以安心的生活環境，是最重要且最有效果的應對法。

## （八）異食行為

**關鍵字：妄想、內部環境**

**事　件：**

老太太從幾年前就罹患失智症，最近連以前常提起的往事也幾乎都不提了。

活動也減少，幾乎都是躺在床上過日子，近來又因為什麼都往嘴裡塞，讓花子很傷腦筋。

對身體有害的東西都盡可能不擺在老太太身邊，不過因為老太太在家裡的範圍內還能走動，所以浴室裡的肥皂、插在花瓶的花、神桌（佛龕）上的蠟燭、有時連枕頭裡的蕎麥殼都吃。目前雖然對健康無礙，但如果繼續這樣下去的話就難說了，家人真是傷透腦筋。

○不管吃什麼東西味道都一樣，也不是肚子餓，只是想消磨時間而已。

●那麼難吃的東西奶奶還真吃得下，飯也照吃，該不會那麼餓才對。不管東西擺在哪裡都找得到，再說也不可能把所有的東西都藏起來吧！

**解說：**

手裡拿著什麼，這好像是大福餅，這麼想的時候（幻想），看起來就好像是大福餅，相信是大福餅的話就是妄想。在遭遇山難沒糧食的狀況下，也有可能發生這種妄想。

可以想像失智症老人是陷入這樣的妄想才會有異食行為。可以說這位老太太有可能也是屬於這一類的行為。陷入這樣的妄想的話，眼前所有的東西都有可能化為自己喜歡吃的東西。

但是，為什麼像肥皂、蕎麥殼這樣難吃的東西也能吃得下去？這是因為老人身體內部環境起了變化，老人的能力會隨年齡增長而衰退，味覺機能也是屬於這一類的能力。

譬如，有時嬰兒會吃香煙，讓父母驚慌，為什麼吃得下像香煙這麼難吃的東西，而覺得不可思議。這是嬰兒的味覺機能尚未發達，對難吃的東西不能認識而引起的行為。

失智症會更加速味覺的鈍化，所以就像這位老太太一樣，不管吃什麼，味道都一樣。

這裡能觀察得到的妄想，常會在內在的認識機能很脆弱的混亂期到癡呆期發生。這位老太太已不太提往事，可以說情節記憶也多半消失，應該是處於混亂期或癡呆期。

就如家人覺得困惑一樣，這種由幻想產生的行為很難應對，即使只能在床上過日子，也會吃棉被裡的棉花之類的東西。像這位老太太說的只是消磨時間而已，所以也許有必要盡量設法讓她排遣無聊。

又，像嬰兒用手抓到的東西就反射性地塞到嘴裡去一樣，在失智症惡化的狀況下，有時異食症是類退化行為。所以，盡可能在老人身邊不要放塞入嘴裡會有危險的東西，除此之外別無他法。

一定要小心的是，不要因為危險就將老人正要吃的東西用暴力奪取，也要避免在老人周圍喧吵。因為當事人相信是可以吃的東西被奪走的話，會殘留食物被奪走的印象；在他的周圍喧吵，會讓他以為發生什麼事而吃驚。這種情形，最好偷偷地拿其他的食物調換。

此外給老人準備和諧的環境是很重要的。

但是，異食行為幾乎都只會持續幾個月而已，這段期間，設法讓老人不要置身險境就對了。

## （九）弄火（玩火）

**關鍵字：妄想**

**事　件：**

失智症惡化，為了一點小事就發脾氣的老先生，最近屢次在走廊或院子的角落用報紙或木片點起火來。幸好，到目前為止花子都在未釀成大禍之前發現並處理善後。但事關重大，太郎和花子都提醒老先生，叫他不要點火。但是老先生好像不能理解，老是生氣，就是不聽。

○我在燒洗澡水或燒篝火時太郎和花子就抱怨，我也想要對家裡有點幫助的。

●對爺爺玩火真是傷透腦筋。如果發生火災事情就嚴重了，非想個辦法不可。但是又不可能一整天都看守著他，就是把火柴或打火機藏起來也不曉得能不能改善，怎麼辦？

**解　說：**

不論是對火有沒有認識，無目的地用火柴或打火機點火的行為就叫弄火（玩火）。弄火是「火沒管理好會發生火災」的思考內容不足才引起的行為。這位老先生的情形並不是這一類的弄火，他有燒洗澡水或燒篝火的認識。雖然原因是妄想，而外人看來是同樣的行為，所以將它當作是弄火的一種。

想起過去用木材燒洗澡水、收集落葉燒篝火烤番薯給小孩吃等等，正在懷念（回憶）時，思考突破內在認識機能的牆壁，往無意識的方向移動，侵入混合世界而變成妄想，將過去誤認為現在。但現在既沒有用木材燒洗澡水，也沒有燒落葉的大院子，因此點火的行為就發生在距離以前的住家浴室很近的走廊或院子的角落。

回憶很複雜，或情節很長的妄想，在健忘期很多。這個例子的事件很單純，即使在混亂期也十足有可能做那樣的回憶。這位老先生如果時常發生這種行為的話，處於混亂期的可能性就很大。

想說服陷入妄想的老人是無意義的。火確實有可能發展為大災害，所以應對起來很費心思，不過給老人溫馨舒適的環境，讓他可以不必去懷念過去，回憶就減少，隨著陷入妄想的頻率也就會減少。

無論如何都無法應對時，或許就要考慮在大災害發生之前安排讓他進入安養院。

## （十）視幻覺、聽幻覺

**關鍵字：譫妄**

**事　件：**

最近老太太健忘惡化，有時飯後還沒一小時，就問：「我吃過飯沒？」有時說：「孩子從幼稚園回來了，正在呼喚著呢！拿點心給他吃吧！」有時又說早已過世的老先生「就在門口」。讓花子吃驚。

今天老太太又跟花子說：「隔壁家的屋頂上有小孩在哭，掉下來就慘了，要趕快去救他。」花子說：「屋頂上根本沒人，小孩怎麼會爬上屋頂？我們還是來吃點心吧！」想轉移她的注意力，可是老太太沒有信服的樣子。

○花子雖然說：「奶奶好像時常看到異常的東西和聽到異常的聲音。」沒這回事，我怎麼會說那樣的話呢？

●奶奶說的話彷彿都是做夢的延續，大都過一陣子就若無其事了，所以大概不必那麼擔心吧？

**解　說：**

事實上看到不存在的東西和聽到不存在的聲音都是幻覺。即使是普通人，當不可能實現的大願望，或感覺到自己心裡無法處理的極為恐怖的事情時會出現幻覺。

患失智症的老人因為自我的內在認識機能變脆弱，而將幻想或回憶轉化成妄想，或將做夢轉化成譫妄都很常見。

這位老太太的情形可以說由譫妄產生幻覺，起源來自做夢。因此，比如自己的孩子還小、已過世的伴侶還活著並出現，都不是不可思議的事。

譫妄可以說是將做夢堅信為現實的狀態，所以不像妄想一樣需要幻想。因而在失智症更加惡化時，譫妄比妄想更加容易出現。這位老太太諸如已吃過飯的事情也忘記，就是瞬間記憶也變得不可靠，可以說是處於混亂期。

譫妄因為是將做夢誤認為現實並堅信不疑，所以對處於譫妄狀態的老人說明現實也不能解決。只能讓老人處於恬靜的環境，等待他從譫妄醒過來。

但是，改善老人周圍的環境能減少譫妄，吃藥也能達到某種程度的預防效果，如果產生譫妄的頻率高的話，有必要與專業醫師商量。

## （十一）假性作業

**關鍵字：譫妄**

**事　件：**

最近的老太太對穿衣服的認識發生障礙，竟要把內褲從頭上套下去，有時還發生諸如塗便等的骯髒行為。

這幾天老太太半夜起來，手裡並沒拿針線，只是空比劃著拿針線熱心地縫枕頭套的動作。花子問她：「在做什麼？」老太太回答：「縫東西。」因為也沒妨礙誰，靜靜地看著她，差不多十分鐘左右老太太就睡著了。

○最近變得老愛做從前的夢。以前的生活不輕鬆，但活得有意義，當時也年輕。

●奶奶半夜起來比劃著像是裁縫的動作，大概正在做夢吧？奶奶年輕時擅長和服裁縫，只要有人拜託，即使是訪問服，一個晚上就能完成。總算是回到年輕又精力充沛的時代，就暫時不要驚動她吧！

**解　說：**

老太太在夢中自己年輕力壯，又正在做裁縫的工作，這個在無意識的世界中的夢，突破內在認識機能的牆壁，移向有意識方向，進入混合世界，而變成譫妄。

假性作業是比劃和實際工作很相似的動作。因此，不可能比劃沒經驗過的工作，很多都是以前做慣了的工作。

譫妄源自做夢，只要有做夢的能力誰都可能發生，不能確定病期。這位老太太對穿衣服的認識發生障礙，又有骯髒行為，所以應當是屬於混亂期以後。

譫妄因為內在認識機能的作用降低就容易出現病狀，所以內在認識機能的牆壁變脆弱的失智症或腦血管障礙就更不用說了，由發燒、脫水、酒精、會刺激精神的藥物等原因而腦機能受影響的話，發現頻率就更高了。

這位老太太的情形因為是年輕、美好時代的夢，就像家人考慮的可以看情形再說。不過做夢通常都是不愉快的場面較多，所以需要盡可能不讓她處於譫妄狀態的照護。特別是老人，因脫水而出現譫妄症狀的情形不少，所以需要十分留意補充水分。

## （十二）像還活著一樣地述說已經去世的人

**關鍵字：譫妄**

**事　件：**

老太太的伴侶十幾年前因病去世。

日前天氣暖和，老太太坐在走廊的椅子上曬太陽。雖然在發呆並沒有睡著的樣子，花子就跟她說：「奶奶，這天氣暖洋洋的，真舒服！」老太太回答說：「對呀，我正在這裡等爺爺回來。爺爺喜歡釣魚，大概出海了吧！要能天黑之前回來就好了。」花子心想，爺爺早就過世了，奶奶在說荒謬的話，只回答：「是啊！」就離開了。

○爺爺喜歡釣魚，時常出海，回來得晚，就叫人擔心得不得了。等等，爺爺幾年前就過世了，我是怎麼了，剛剛是做夢了吧！

●奶奶今天說話反常，說什麼在等爺爺回來，爺爺早在我（花子）嫁到這個家沒多久就過世了。以為奶奶發狂，很擔心，還好到傍晚就恢復正常才放下心來。

**解　說：**

將過去誤認為現在，是由妄想、譫妄、記憶脫落等三種引起的超越時空的狀態。

**（1）妄想**

老太太想起老先生年輕愉快時的往事而懷念不已。如果有認知這是往事的話就是回憶，但是在有意識的世界裡的回憶，如果突破內在認識機能的牆壁而向無意識方向移動，進入混合世界的話就變成妄想。這樣的話，對老太太來說，腦裡浮現過去發生的事情就變成現在發生的事情。但是，因為是一時性的妄想，當然到傍晚就恢復正常了。

回憶和妄想之間有白日夢，這是回憶只稍微向無意識方向移動，還沒有達到突破內在認識機能的現象。做白日夢時，通常都沒有語言或行為的表現，而這位老太太與花子講話，所以妄想的可能性應該比較大。

年齡的增加會使內部認識機能的牆壁脆弱，即使是普通的老人也會有回憶的妄想化，但是這位老太太有可能已進入牆壁更加脆弱的失智症健忘期。因為妄想的起源是幻想或回憶，進入混亂期或癡呆期，就沒有複雜的幻想或回憶的能力。

老太太是回到以前年輕時代的時空裡，沒有必要勉強喚回有意識這邊。不過如果老人家與現在的環境格格不入，住得不舒適而使回憶的頻率提高的話，就必須在環境方面有所考量。

**（2）譫妄**

假設老太太在曬太陽中打瞌睡夢到老先生，在無意識的世界中的夢突破內在認識機能的牆壁，從無意識這邊向有意識這邊移動，進入混合世界的話就變成譫妄，而將做夢誤解為現實。譫妄和妄想相反，一定是在無意識這邊的夢移向有意識這邊時出現。

譫妄和妄想不同，它不需要回憶，只要能做夢，即使在失去複雜的回憶、幻想能力的混亂期或癡呆期都有可能處於這種狀態。

想說服譫妄和妄想都沒效果，反而增大當事者的混亂，處於這種狀態時，不要與她唱反調比較重要。

### （3）記憶脫落

從老先生還年輕時代以後到現在的記憶如果消失了，老太太就從現在超越時空與老先生年輕時直接連接起來，所以老太太在等出海的老先生回來也不是什麼不可思議的事。但是，這位老太太到傍晚就恢復正常，所以好像不是由記憶脫落所引起的現象。由記憶脫落所引起的超越時空，在時常記憶消失的混亂期比較多，但是健忘期，或記憶幾乎消失的癡呆期也偶然會發生。

脫落了的記憶用說服是無法恢復的，所以應對法是面對現實，給他好的環境，親切地對待她最好。

## （十三）徘徊

徘徊由原因的不同，分別以日間徘徊和夜間徘徊來考慮。

## 1日間徘徊

**關鍵字：妄想、長期記憶**

**事　件：**

老先生最近都匆匆打扮了就出門，而且好像搞不清自己的家，每次都要讓人帶他回來。花子悄悄地跟在後面去看，卻也沒有固定路線，有時還會走到隔壁鎮上去。花子中途追上並問他：「爺爺上哪兒去？」老先生反問：「當然去公司，倒是妳要上哪兒去？」

回到家，花子提醒老太太：「爺爺說是要去公司，卻老是迷路，不要讓他一個人出門才好。」老太太說：「對呀，我不管怎麼教他爺爺已退休，公司已不存在，爺爺老是說他不去公司，公司就不行，就是不相信，真傷腦筋。」一副很為難的樣子。

○我不去公司，工作會耽擱，很傷腦筋的。嗯，我已上了年紀，也許不必每天去也行。

●爺爺也許已經開始了所謂的徘徊。以為健忘才稍微惡化，大概是患了失智症吧？出門還無所謂，不過如果迷路跟別人添麻煩就很失禮，更何況萬一出車禍就糟了。非有個打算不可，但該如何是好？

**解說：**

日間的徘徊有因妄想而引起和因記憶脫落而引起兩種。

由妄想引起的徘徊是老人腦裡浮現（回憶）以前有精神又對工作幹勁十足、很愉快的年代時，這個思考進入混合的世界而妄想化，將過去誤解為現在，而會有「非去不可」的事情。

這種妄想是由回憶轉化而引起的，而且因為需要情節，要有恰當的回憶才可能發生，常在健忘期發現。又，想起從前而懷念時，大致上痛苦、悲傷的場面少，而以愉快、精神飽滿的場面多，所以男性多以回到年輕在公司上班的年代，女性則以回到少女時代或幹勁十足的養兒育女時代的例子較多。

妄想是因為幻想或回憶向無意識方向移動，而堅信不可能發生的事，處於半無意識狀態下的現象，所以由他人的說服喚回現實是不可能的。如果沒有特殊障礙的話，老人好不容易沉浸在愉快的世界裡，就不要驚動他也無妨；但如果以徘徊行為表現的話，就不能等閒視之了。

由記憶脫落引起的徘徊是某期間的長期記憶消失，超越時空，在腦海裡將過去的某段時期和現在連接起來，再加上不能把握現狀而發生的。從退休到今天的記憶如果消失的話，頭腦裡就超越時空回到還在上班的時代。

由記憶脫落引起的徘徊是有條件的，有時是近時記憶，有時是遠隔記憶的一部分脫落才會引起，健忘期比較少出現，常在惡化的混亂期出現。

要區別由妄想引起的徘徊或記憶脫落引起的徘徊，很困難。但記憶脫落幾乎都是持續性的，妄想只在回憶時才發生，所以徘徊的頻率極端高應該是由記憶脫落所引起；而徘徊的頻率少，則應該是由妄想所引起。

因記憶脫落而引起徘徊時，帶他去現場，讓他去看現狀的話，有可能暫且得到信服；但因短期記憶發生障礙，即使看到現狀也馬上忘記，所以一定會再回到過去。

又，失智症老人也有很多是目的或理由不明確的徘徊。譬如說住進安養院，因想回家而外出，或者散步，都是有目的的外出，只是中途迷路，不能算是徘徊行為。

失智症老人迷路，將自己陷入窘境時，很容易陷入恐慌思考而難以脫出，即使身上有錢也不會採取叫計程車或跟家裡打電話等解決辦法，為此而有徘徊行為的情形也不稀奇。

異常行為引起問題時的處理法分為針對原因或針對行為二大項目。

超越時空引起的徘徊，因為記憶脫落是其主因，這種原因就無法應付。而回憶妄想化的徘徊，因回憶大都起因於外部環境，所以如果能給他任務讓他有存在感，或提供安穩的生活環境的話就很有效果。

針對行為的處理法並沒有特殊的最好的指南，這需要個別地考慮對策。

在他徘徊時有家人陪伴最好，否則，如果他要去上班，就跟他說：「今天禮拜天公司休息。」或「喝了茶才去吧。」「吃過飯再去吧。」轉移注意力，盡可能巧妙地將出門的事情延後，也許就忘了要出門的事情。

至於預防迷路，可以在引人注目的地方掛上名牌，跟派出所或附近的商店說明狀況，拜託他們只要看到他就跟家人連絡，都是對策。

又失智症老人的徘徊，時間長達數小時，不免要懷疑難道不會累嗎？不過如前所述這是自我能源分配機能起作用，所有的能源集中在徘徊才有可能的現象。

## 2 夜間徘徊

### 關鍵字：譫妄、日夜節律

**事件：**

前幾天半夜，老太太一邊說：「女兒上學還沒回來，我得去接她。」一邊穿睡衣就要出門。花子說：「奶奶，現在是半夜，而且女兒都嫁人了。」阻止老太太出門，可是老太太聽不進去。

○處於譫妄狀態時：說什麼女兒都嫁人了，怎麼可能，還是小學生呢！
從譫妄狀態清醒時：女兒都出嫁了，我不可能說要去學校接女兒的話。

●奶奶一定是睡迷糊了，即使如此也和平常不一樣，很頑固。也許不只是睡迷糊而已，以後要稍微注意觀察才好。

**解說：**

半夜正在睡覺時突然變成這樣的狀態，是將做夢誤認為現實，即應該在無意識中的夢向有意識這邊移動而變成譫妄狀態。老人，特別是罹患失智症的老人日夜節律的振幅降低，以淺睡為主體，又加上內在認識機能的牆壁變成很脆弱，而容易陷入譫妄狀態。因而記憶幾乎都消失的癡呆期姑且不論，健忘期、混亂期都有可能發生。

因為譫妄的根源來自做夢，時代則能回溯到任何時代，人物也自由登場，而且登場人物與出現在夢裡的時代也沒有必要相稱。從而夢到要去上班或學生時代而要外出，或夢到已成年的女兒還小，夢中女兒迷了路，要去找她，這些都不是不可思議的事。

譫妄雖說是夢移動到有意識這邊，不過是處於混合世界，並不是完全在有意識這邊，所以說服是無效的。

應對法是不與他唱反調，不要讓他受到危害，只能親切地對待，等他擺脫譫妄以外別無他法。但是如果頻繁地陷入譫妄狀態的話，也有用藥物治療的辦法，有必要接受專科醫師的治療。雖說徘徊的對策是不拘晝夜鎖起門，讓他不能外出，不過萬一發生火災很危險，所以，除非不得已，盡可能還是避免的好。

前面已說明過，如果能除去問題行為的問題部分的話，就是異常行為而已；徘徊也是，如果能讓他在設施裡的長廊走來走去的話，問題行為的問題部分被除去，就只剩異常行為而已了。

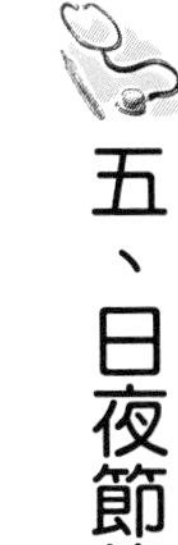

# 五、日夜節律

## （一）失眠

**關鍵字：生理時鐘的節奏振幅**

**事　件：**

本來老先生是早睡早起的，最近，是否容易入睡姑且不談，只睡了二三小時就醒來，一醒來就睡不著，很傷腦筋。雖這麼說也沒有半夜就起床，而是躺著想東想西，不知不覺就到了早上起床的時間。但是因為半夜沒睡好，早上醒來時心情不舒暢。

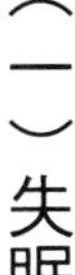

○這幾年都沒有夜晚熟睡、早上醒得舒暢的經驗。吃完晚飯也沒事做，電視也沒有吸引

老人的節目，因為上床的時間早，也許這也是沒辦法的事。不過只睡二三小時，身體能撐得住還真不可思議。

●爺爺雖然說半夜醒來後一直沒有睡覺，可是我時常聽到打鼾，所以他應該不可能完全沒睡。由於白天也和平常一樣的活動，我想應該不必擔心。

**解說：**

老先生感覺半夜醒來後都沒有睡覺，是因為都只是淺睡，沒有熟睡的關係，原因在於生理時鐘的節奏振幅變小。又，老先生早睡早起是由於長年累月的習慣，生理時鐘的睡眠相前進的關係。習慣性早起早睡的話，睡眠相前進是當然的，隨著年齡增長，生理時鐘的節奏振幅會變小，這也是自然現象。因而這些現象並不是特別與失智症有關係，這位老先生可以說只是普通的老人。但是半夜起床到處走的話，就要考慮可能是譫妄。

睡眠相前進的話，晚上很早就想睡，早上也起得早；睡眠相後退的話，晚上老是不想睡，早上也醒得晚。

晚上的睡眠由淺睡、熟睡、REM睡眠三種所構成。生理時鐘的節奏振幅變小，熟睡少，光是淺睡的話，就不能有睡了的感覺。原因是淺睡時不只可以聽到周圍的聲音，也能考慮事情，非常淺的睡眠甚至還可以在有意識與無意識之間來來去去。當然這位老先生就像家人能聽到鼾聲一樣，雖是淺睡卻也睡得充足，故如家人考慮的，不必擔心。如果不是有劇痛等特殊狀態的話，應該不能忍受完全沒有睡覺，躺在床上一直到天亮。

生理時鐘的節奏振幅變小，是老化的生理現象，是沒辦法的。但是一天的生活裡讓它有變化就能期待有某種程度的改善。讓他起床時間、吃飯時間有規則或固定的時間去散步等確立生活的節奏是很重要的，若因沒有出門的機會就不換衣服，一整天都穿睡衣，也不化粧等等，就會讓節奏振幅變得更小。

又，也有一種說法，認為老人的睡眠時間短，就已充分有餘，這是誤解。事實上，老人的睡眠時間並不短，假如晚上的睡眠時間短的話，往往以午睡來補足（複相睡眠）。老人的睡眠時間應該是短也無所謂，可是事實上並不短的原因在於睡眠的品質。

隨著年齡增長而日夜節律振幅降低的老人往往淺睡多，熟睡少。睡眠的需要量是：睡眠的品質×睡眠時間，所以睡眠品質低的老人，需要較長的睡眠時間來補不足。

## （二）晝夜逆轉

**關鍵字：生理時鐘的節奏振幅、睡眠相**

**事　件：**

老太太失智症惡化，吃飯也變成在自己想吃的時候吃，因為白天也幾乎都在床上，所以也不換衣服，一整天都穿睡衣過日子。

因為花子很親切地照料，所以老太太得以平靜地過活。但是，最近大概是老太太不看電視了的關係吧，白天睡覺的時間變多起來。因而好像晚上的睡眠時間變短，沒事卻老是呼叫花子，為此花子每天都覺得有點睡眠不足。

花子也在想，老太太因為睡午覺，晚上才會睡不著，白天就盡可能跟她說話。但花子一離開，老太太馬上就睡著了，一點辦法都沒有。

○對電視也沒興趣，其他也沒事做，一天的事就只有吃飯。白天花子對我用心周到很有安全感，就是想睡。晚上大家都睡了就感覺寂寞，想見花子也是沒辦法的。

●每個晚上都被叫醒，應聲去了也沒有什麼特別的事情，變得睡眠不足，真夠受的。雖然心想白天不要讓她睡，可是又不能片刻不離左右地陪著她，該怎麼辦才好？

**解　說：**

老太太白天睡覺、晚上醒來的主要原因在日夜節律和睡眠相。日夜節律的振幅變得極端地小，沒有晝夜的區別。加上這位老太太因為白天花子在，能聽到各種生活的聲音而有安全感，而誘發午睡。另一方面，就像老太太自己所說的，花子去睡了，家裡寂靜，半夜醒來，受不了寂寞與不安的侵襲，就會想叫花子。但是，這種現象不是晝夜逆轉。只是睡眠的節律沒有晝夜的差別，白天和晚上的睡覺時間應該都差不多。

日夜節律的振幅變小，是老化現象的一種，在某種程度上無法避免。可是，節奏的振幅變得極端地小，而成為無節奏狀態的話，睡眠相也消失，心理和身體就沒有了晝夜的區別。這位老太太處於節奏幾乎完全消失的狀態，生理時鐘的機能降低到這種程度，可以說已是混亂期或癡呆期。

能聽到周圍生活的聲音，或白天家人醒著時產生安全感的現象，都不只限於失智症，只要生病的人都能觀察得到，那種心情是很自然的。因為苦於應對，也不得不容忍。

如果失去日夜節律的話，振幅就會加速縮小。像這位老太太這樣，吃飯的時間也沒有定時，而且一整天都穿睡衣的生活，必對日夜節律有壞影響。所以即使沒有打算出門，也要讓她在固定的時間吃飯，醒來時讓她換白天的居家服，就是要給她有變化的生活。

就像花子所想的，普通的人不可能繼續睡二十四個小時，白天睡覺的話，晚上當然是睡不著的。在可能的範圍內，白天盡可能多給她刺激，不讓她睡覺，是失眠的主要對策。

對晝夜逆轉的失智症老人，照護者這邊一定要幫她建立生活規律。當然日夜節律的改善有限，有時只好借助安眠藥了。但是失智症惡化，睡眠和清醒的區別變得不清楚。除了吃飯以外，不管白天或夜晚，是醒著還是睡著都處於不明確狀態的話，就需要幫他變換身體的位置。至於睡眠部分，干涉也沒有意義。

## （三）弄錯一天的時間帶

**關鍵字：生理時鐘的節律振幅**

**事　件：**

老先生健忘惡化，吃飯或洗澡等順序都需要指示，但最近到了傍晚就說：

「午飯還沒準備好嗎？」才剛吃完早飯，卻又說：「孫子還沒放學嗎？這麼晚。」

○我一整天睡睡醒醒的都沒事做，心裡所想的只有與孫子玩和吃飯而已。

●爺爺以前有過弄錯白天和晚上，可是最近好像連上午和下午都分不清了，爺爺的一天是什麼感覺，不太能理解。

**解　說：**

和晝夜逆轉一樣，這位老先生也是日夜節律的振幅趨於平緩，身心都處於失去區別時間的狀態，身體與生活都變得沒有變化，再加上健忘的相乘作用，對時間的判斷發生障礙，導致對上午或下午的認識淺薄。

日夜節律的振幅平緩化或判斷的輕度障礙在健忘期也能觀察到，但高度障礙則在混亂期以後為多，這位老先生吃飯或洗澡都需要幫助，所以應該已是在混亂期或癡呆期。

午睡醒來的瞬間，搞不清楚是上午或下午，這個經驗誰都有過。但，不能認識一天的時間帶的狀態，那是因為日夜節律的節律振幅消失了，因而拆除了由時間引起的身心變化，當然也就不分晝夜、上午或下午，一天渾渾噩噩地就過去了。進入癡呆期的老人幾乎都是處於這樣的狀態。

應對法是讓生活有變化，除了多少改善一些日夜節律的節律振幅以外別無他法。

# 六、對環境的適應

## （一）不讓幫傭進門

**關鍵字：對環境的適應、短期記憶**

**事　件：**

太郎和花子都在上班，白天老太太一個人看家也煮晚飯。最近老太太健忘惡化，做的菜味道不對，每天的菜色也缺乏變化，幾乎都煮同樣的東西。這些姑且不提，問題是火的使用靠不住，時常把鍋燒焦，或把洗澡水燒開了。

太郎擔心起來，決定找幫傭。花子馬上跟老太太提請幫傭的事，老太太也沒反對。

但是，幫傭來訪時，老太太卻說：「妳是誰？我沒拜託妳來。」硬是不讓她進門。

花子聽到這些話就說：「奶奶，上次跟妳說要請幫傭的時候，妳也沒反對，怎麼了呢？」老太太卻回說：「我沒聽說，家事我還能做。」一點也沒辦法。

○拜託幫傭來的事我沒聽說，準備晚飯的程度我還能做。首先我不同意外人進來。

●奶奶努力地在做，就是晚飯的菜色稍微怎樣了，也還能忍耐。問題是，萬一善後處理不當，恐會發生無法挽救的事。剛開始跟奶奶說請幫傭的事情時，我以為奶奶同意了。到底怎麼回事？

**解　說：**

老太太進行式的記憶發生障礙，對火的處理變得有困難，短期記憶又出現陰影，所以菜色每天都一樣。短期記憶有障礙，所以幾天前同意的事情幾乎都已失效，這種情形，有必要當天再徵求她的同意。

老太太短期記憶有障礙，對昨天和今天做的菜色相同卻沒有感覺，也沒有發現自己的健忘。隨著年齡增加，味覺變得遲鈍，除了做的菜稍微不好吃，又時常把鍋子燒焦以外，也和過去一樣能做日常工作。而且因為老人對外部環境的適應範圍變窄而不喜歡變化，所以不能容忍外人進入家庭，亂了日常生活的程序。何況有了幫傭，自己的工作也許會被剝奪，恐怕連自己的存在價值都不保，所以不可能毫無抵抗地接受。

這位老太太不只是進行式記憶，連短期記憶都有障礙，也沒有健忘的自覺，思考也陷於記憶障礙型的欠缺內容的思考，但好在還能準備晚飯，有可能還在健忘期。

討厭日常生活有變化是老化現象，應對起來很費心思。但因牽涉到火，所以也不能對老太太百依百順。不過想說服老太太也不會有效果，如果強行引進幫傭的話，老太太必會強烈地反擊。

老太太拒絕幫傭最大的原因是日常生活的程序改變以及外人進門，這有可能是引進幫傭時在應對上最大的要點。

剛開始介紹幫傭時，可先說是花子的朋友，相識以後，才不形於色地開始幫忙做家事，努力讓日常的變化趨於平穩的話，也許會意想不到地順利也說不定。

## （二）住宿旅館時回不到自己的房間

**關鍵字：對環境的適應、恐慌思考**

**事　件：**

老太太應邀參加久違了的全家旅行。到達旅館稍事休息以後，大家散步到附近的名勝地去了，老太太因為早就期待著能趕快洗溫泉，就一個人留下來。

心滿意足地泡了個很舒適的溫泉，穿著浴衣步入走廊。可是，沒多久就發現從走廊看到的景色與來時的景色不一樣，老太太這頭、那頭到處走就是回不到房間，只好在走廊的角落坐了下來。

從外面散完步回到房間的太郎們發現奶奶不在，以為老太太溫泉泡的時間長了，就決定多等一會兒。

等了半天，老太太仍未回來，大家才開始分頭去澡堂、小賣店找，卻找不到。太郎很擔心，去拜託服務台幫忙。旅館工作人員四處找，總算在走廊發現老太太，這時她已精疲力竭。

太郎說：「奶奶迷路了嗎？找不到路回房間的話可以問旅館的人嘛！」可是老太太一句話也不說，一副再也不想旅行、還是自己的家最好、想趕快回家的表情。

○真後悔來了，還是自己的家、自己的房間最好。

●這家旅館擴建又擴建變大了，走廊也複雜，奶奶迷路也不是沒道理。不過迷路了可以問旅館的人，為什麼不問呢？奶奶看起來很累，今天還是讓她早點休息吧！

**解說：**

確實擴建又擴建的旅館或飯店的走廊很複雜，誰都有可能迷路。但是，通常這種狀況，像家人說的，可以問旅館的工作人員，或找最初進來的大門，從那裡找自己的房間。

但這位老太太因自己迷路而慌張，思考變成「迷路了，糟了，怎麼辦？」地團團轉，而陷入迴路異常型的恐慌思考，從而想不出解決方法；從他人眼裡看她，就好像只是在走廊漫無目的地走來走去而已。

這位老太太在日常生活上，也沒有表現出不協調的言行，家人好像也沒發覺患失智症，所以可以說是處於健忘初期。

老人的失智症往往在外部環境有變化時才開始暴露出來。因為日常生活環境是可以適應的最大範圍，所以置身於不同環境，就越出適應範圍，就露出破綻了。

又，自己陷入窘境時，不能找到脫出窘境的方法，而採取不合邏輯的行為，就是失智症的特徵。從這點來看，就得考慮這位老太太已患失智症。

對老人來說，住慣的家、住慣的房間，以及被圍繞在用慣的家庭生活用品裡面最好。所以如果帶老人去旅行、訪問親友等置身於不同環境時，需要比平常更多顧慮與支援。

## （三）一到黃昏就情緒不穩

**關鍵字：外部環境**

**事　件：**

老太太失智症惡化，日常生活幾乎都需要照護。儘管如此，家人上班和上學後，白天與花子兩人也沒出現什麼特別混亂的症狀。

但是，傍晚家人一個個回來後，老太太就顯得情緒不穩定，不想離開花子的身旁，花子一不在身旁，就躲到自己的房間。過去是待人和藹的老太太，可是現在家人回來跟她說：「奶奶，我回來了。」她幾乎都不回答。

○寂靜的家裡突然熱鬧起來就會心神不定，因為不曉得會發生什麼事而心裡不安。

●一整天都無所事事，精神恍恍惚惚，大家回來時熱熱鬧鬧的，對奶奶有刺激，應該是好事才對。

**解說：**

一到傍晚就情緒不穩定，常常引起異常行為的狀態叫做「黃昏症候群」。一直都平靜的家裡，家人下班或放學的話，空氣一變，一下子就變得熱鬧起來，是黃昏症候群發病的原因。因為失智症惡化的人，忘了家人的長相，被回來的家人圍繞著的時候，會感覺到是被不認識的人所圍繞因而不安。

隨著年齡的增加，能適應的環境的範圍也會變窄，患失智症的話，這個範圍就會更窄。這位老太太白天只與花子兩人在安靜的環境生活，已適應了。傍晚時因一下子變成熱鬧的環境，就無法適應，平穩的精神出現混亂，而情緒不穩，這樣的症狀往往已進入混亂期。

而從混亂期進入癡呆期的話，晝夜陪侍在側的花子姑且不論，只要是白天不在家的家人，對老人來說，就變成不認識的人，一到傍晚老人就好像被不認識的人圍繞著了。不管是誰，突然被不認識的人圍繞著都會感覺不安。這位老太太一到傍晚就不想離開花子，應該是已進入癡呆期了。

老人，特別是失智症老人不喜歡環境急遽變化，不只是黃昏症候群，對老人的應對法是：經常要留意，環境的變化不要太急和太大。

另外，也有一種說法：蓋新房子的話，那家的老人就常會發生不幸。這是因為當下一代想蓋房子時，父母都已達相當年齡，加上新家和以前的環境不同，老人當然就容易招致身心的不適，發生不幸的比率就高了。

## （四）由內部環境引起的尿失禁

**關鍵字：體內環境**

**事件：**

近來，老太太的身體變得行動不自主。稍前排尿時還能自己上廁所，最近連去床邊的簡易便器排尿都來不及，花子就在固定的時間誘導她上廁所。但最近還時常失敗，在無計可施之下只好併用紙尿褲。

○一想小便就忍耐不住，而且手腳不聽使喚，就來不及上廁所了。穿紙尿褲跟花子添麻煩，自己也不舒服，不過這也是不得已的事，現在已經看開了。

●奶奶拚命在努力，我也覺得讓她穿紙尿褲很可憐，不過這也是莫可奈何的事。儘管如此，奶奶肯穿紙尿褲已經很難得了。

**解說：**

不只限於失智症，很多老人也都會為排尿引起的問題而傷腦筋。

排尿機構是由大腦、脊髓、末梢神經相互牽制，而完成有尿意、抑制排尿、有意識性的排尿行為。實際上控制排尿的肌肉是排尿肌和括約肌，排尿肌收縮而括約肌鬆弛的話就會排尿，而排尿肌鬆弛，括約肌收縮的話就會抑制排尿。

尿累積到膀胱內達到一定以上的壓力的話，在膀胱壁的向心神經，就將信號送至大腦而感覺到尿意。大腦接到尿已存積的信號，透過離心神經，如果是不適合排尿的場所的話，就抑制排尿。相反地，如果是適合排尿的場所的話，就會引起排尿行為。

漸入高齡，感受體內狀況的機能就會降低，加上神經的傳達速度變緩，膀胱內壓高漲的感受也慢，這些信息傳達到腦部的速度變慢，而且大腦在判斷時所需的時間也變長。因為離心神經的傳達速度也變慢，所以大腦的判斷到達執行器官時就更慢了。而執行器官在抑制排尿時擔任重要任務的括約肌的肌力也降低了，膀胱存積尿的能力也變弱了，因而老人從感到尿意到排尿之間能忍耐的時間也變短，老太太行動又不方便，在這種狀況下，要移動到適當的場所排尿，在時間上確實有困難。

一般老人從感到尿意到排尿之間能忍耐的時間變短，患失智症者情況更嚴重。不過這也是老化現象，所以從一般老人到失智症的健忘期、混亂期、癡呆期都可能發生。

這種現象是老化現象的延續，很難應對，來得及的話就使用簡易便器。連使用簡易便器都有困難的話，也許就像花子一樣，只有在固定的時間誘導他去上廁所以外別無他法。使用紙尿褲會讓老人意志消沉、情緒低落，可能的話能避免最好，不過也有不得已的情形。

# 結語

近幾年，意識到有歧視問題而頻繁地變更稱呼，幾年前就將老人性癡呆的稱呼變更為認知症（失智症）。

包括老人性癡呆在內，僅只是單純地表現出狀態的許多詞彙，如果使用者有歧視意識的話，因使用的場合而有可能成為歧視性的表現。因而這種詞彙是否衍生問題，涉及到使用者本身是否有歧視意識。

很多以前就有的病名，本來並非在有歧視意識下命的名，使用者有歧視意識的話，很自然地就變成歧視用語，不管稱呼怎麼改都一樣。

在二〇〇六年出版的拙著《老化症候群》的序文裡也提及我對認知症（失智症）這

個稱呼的格格不入的感覺。

「症」是表示症狀之語，要成立正確的詞彙，「症」之前需要表示障礙或異常的用語。譬如癡呆症、高血壓症、高血脂症等每一個「症」之前都有這樣的名詞。因而思考、記憶、消化的詞彙裡，因為沒有障礙的意思，也沒有異常的意思在內，所以思考障礙不叫思考症，記憶障礙不叫記憶症，消化障礙也不叫消化症。同樣地，認知的詞彙裡也沒有表示障礙或異常，所以認知障礙應該不能叫認知症。

本來，癡呆這個詞彙並沒有包含歧視的意思在內，沒有變更的必要。無論如何也要使用認知這個詞彙，想要變更的話，「認知症」在日語上是錯誤的，至少也應該變更為「認知障礙」。

我認為不能正確把握（認知）現狀是記憶消失，不能將現狀與過去的記憶相對照所引起，認知障礙的原因在記憶障礙，所以癡呆的起源並不是認知障礙，而是記憶障礙。基於這樣的理解，如果要變更老人性癡呆的稱呼的話，很正確地表示病態的「老人性健忘症」比較適合。

又，文章裡面提及的記憶領域的「進行式的記憶」，在思考領域裡的「迴路異常型的恐慌思考」、「中斷型恐慌思考」、「急速型欠缺內容的思考」、「情緒優先型欠缺內容的思考」、「記憶障礙型欠缺內容的思考」，在自我領域裡的「混合的世界」、「分配能源機能」、「保持平衡機能」等都是我提倡的稱呼，並非一般使用的術語。

# 附錄一

## 六個關鍵字

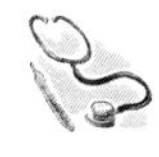

### 一、記憶

進行式的記憶：同時進行複數的工作＝非常容易消失。

瞬間記憶：數秒～數分的程度＝不容易消失。

短期記憶：數小時～數個月＝稍微容易消失。

長期記憶：近時記憶：到十年為止＝稍微容易消失。

遠隔記憶：十年以上。

陳述記憶：語意記憶：知道……＝容易消失。

陳述記憶：情節記憶：記得……＝不容易消失。

非陳述記憶（程序記憶）：由身體學得的記憶＝非常不容易消失。

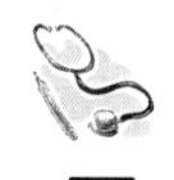

## 二、思考

恐慌思考：迴路異常型＝不能達到判斷，言行也無法表達。

思考中斷型＝思考中斷↓形成短路、支離破碎的言行。

欠缺內容的思考：思考內容省略或不足、離題的言行。

緊急型欠缺內容的思考：沒有時間猶豫時的思考。

情緒優先型欠缺內容的思考：理性不起作用，由感情支配的思考。

記憶消失型欠缺內容的思考：記憶量少，多發生於健忘期的思考。

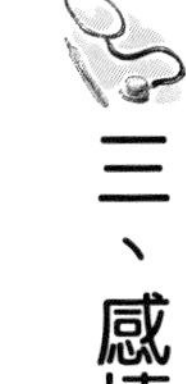

## 三、感情

健忘期：雖然幾乎都無障礙，由理性的抑制變弱。

混亂期：表現上欠缺正當性、理性幾乎都不發揮作用。

癡呆期：感覺麻木、理性不發揮作用。

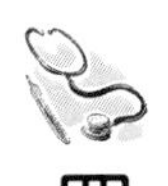

## 四、自我

自我調節機能：統合自我的所有機能。

分配能源機能。

保持自己平衡機能。

內在的認識機能：在自我裡能區別並認識有意識的世界與無意識的世界。

外在的認識機能：能區別並認識自我與他人、對自我的認識。

## 五、日夜節律

調整生理時鐘的時間：太陽的光線、規律的生活。

生理時鐘的節律振幅：有變化的日常生活。

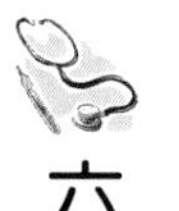

## 六、對環境的適應

內部環境：體溫、血壓等身體內部環境。

外部環境：氣溫、噪音、人們等環繞在周圍的環境。

# 附錄二

## 關鍵字在各病期的大略特徵

| 記憶 | 健忘期 | 混亂期 | 癡呆期 |
|---|---|---|---|
| 進行式的記憶 | 幾乎都不起作用 | 不起作用 | 不起作用 |
| 瞬間記憶 | 輕度障礙 | 幾乎都不起作用 | 消失 |
| 短期記憶 | 中途消失 | 消失 | 消失 |
| 近時記憶 | 中途消失 | 消失 | 消失 |
| 語意記憶 | 幾乎消失 | 消失 | 消失 |
| 情節記憶 | 比較能保持 | 大部分消失 | 消失 |
| 程序記憶 | 幾乎無障礙 | 一部分消失 | 幾乎消失 |
| 健忘的自覺 | 消失的情形很多 | 消失 | 消失 |
| 判斷力 | 有輕度障礙 | 有高度障礙 | 幾乎不起作用 |

| | | 健忘期 | 混亂期 | 癡呆期 |
|---|---|---|---|---|
| 思考 | 正常思考<br>恐慌思考<br>欠缺內容的思考 | 只限於某種場面有可能<br>時有出現，是異常行為的起因<br>比較多 | 幾乎不成立<br>經常出現<br>偶爾出現 | 不成立<br>幾乎不出現<br>幾乎不出現 |
| 感情 | 感情<br>理性 | 幾乎無障礙<br>抑制力變弱 | 表現上缺乏正當性<br>幾乎不起作用 | 感覺麻木<br>不起作用 |
| 自我 | 自我調節機能<br>內在的認識機能<br>外在的認識機能 | 有若干機能下降<br>牆壁變得脆弱<br>幾乎無障礙 | 機能下降嚴重<br>脆弱度變大<br>有輕度障礙 | 幾乎不起作用<br>幾乎不起作用<br>有高度障礙 |
| 日夜節律 | 生理時鐘 | 節奏振幅下降 | 振幅下降，睡眠相混亂 | 高度機能降低 |
| 對環境的適應 | | 幾乎是能力降低 | 自己不能適應 | 即使有支援也困難 |
| 日常生活 | | 一部分需要支援 | 大部分需要支援 | 全面性需要支援 |

健康Life01　PE0013

新銳文創
INDEPEDENT & UNIQUE

# 認識失智症的六大關鍵字

| | |
|---|---|
| 作　　者 | 杉山弘道 |
| 譯　　者 | 唐福隆、唐善惠 |
| 責任編輯 | 林泰宏 |
| 圖文排版 | 蔡瑋中 |
| 封面設計 | 王嵩賀 |

| | |
|---|---|
| 出版策劃 | 新銳文創 |
| 發 行 人 | 宋政坤 |
| 法律顧問 | 毛國樑　律師 |
| 製作發行 | 秀威資訊科技股份有限公司<br>114 台北市內湖區瑞光路76巷65號1樓<br>電話：+886-2-2796-3638　傳真：+886-2-2796-1377<br>服務信箱：service@showwe.com.tw<br>http://www.showwe.com.tw |
| 郵政劃撥 | 19563868　戶名：秀威資訊科技股份有限公司 |
| 展售門市 | 國家書店【松江門市】<br>104 台北市中山區松江路209號1樓<br>電話：+886-2-2518-0207　傳真：+886-2-2518-0778 |
| 網路訂購 | 秀威網路書店：http://www.bodbooks.com.tw<br>國家網路書店：http://www.govbooks.com.tw |

| | |
|---|---|
| 出版日期 | 2011年10月　初版 |
| 定　　價 | 280元 |



**Printed in Taiwan**

國家圖書館出版品預行編目

認識失智症的六大關鍵字 / 杉山弘道著；唐福隆, 唐善惠譯 -- 初版. -- 臺北市：新銳文創, 2011.10
面； 公分. --（生活風格類；PE0013）
譯自：認知症老人の異常行動—六つのキーワードで理解する
ISBN 978-986-6094-31-6（平裝）

1. 老年失智症

415.9341 100016675

# 讀者回函卡

感謝您購買本書，為提升服務品質，請填妥以下資料，將讀者回函卡直接寄回或傳真本公司，收到您的寶貴意見後，我們會收藏記錄及檢討，謝謝！

如您需要了解本公司最新出版書目、購書優惠或企劃活動，歡迎您上網查詢或下載相關資料：http:// www.showwe.com.tw

您購買的書名：______________________________

出生日期：________年________月________日

學歷：□高中（含）以下　□大專　□研究所（含）以上

職業：□製造業　□金融業　□資訊業　□軍警　□傳播業　□自由業

□服務業　□公務員　□教職　□學生　□家管　□其它_____

購書地點：□網路書店　□實體書店　□書展　□郵購　□贈閱　□其他

您從何得知本書的消息？

□網路書店　□實體書店　□網路搜尋　□電子報　□書訊　□雜誌

□傳播媒體　□親友推薦　□網站推薦　□部落格　□其他__________

您對本書的評價：（請填代號　1.非常滿意　2.滿意　3.尚可　4.再改進）

封面設計____　版面編排____　內容____　文／譯筆____　價格____

讀完書後您覺得：

□很有收穫　□有收穫　□收穫不多　□沒收穫

對我們的建議：______________________________

______________________________

______________________________

______________________________

請貼
郵票

11466
台北市內湖區瑞光路 76 巷 65 號 1 樓

**秀威資訊科技股份有限公司　　收**

BOD 數位出版事業部

(請沿線對折寄回，謝謝！)

姓　　名：＿＿＿＿＿＿＿＿　年齡：＿＿＿＿　性別：□女　□男

郵遞區號：□□□□□

地　　址：＿＿＿＿＿＿＿＿＿＿＿＿＿＿＿＿＿＿＿

聯絡電話：(日)＿＿＿＿＿＿＿＿＿＿ (夜)＿＿＿＿＿＿＿＿＿＿

E-mail：＿＿＿＿＿＿＿＿＿＿＿＿＿＿＿＿＿＿＿